リウマチ・膠原病になったら最初に読む本
― 外来通院学2.0 ―

前島リウマチ内科クリニック 院長
前島 圭佑

日本医学出版

「リウマチ・膠原病になったら最初に読む本―外来通院学 2.0―」出版に寄せて

　前著である「外来通院学」は，まずその題名が魅力的で，思わず読み進めてしまう内容です．私はそのようなアイディアを持つ，前島圭佑先生の発想力に敬意を表したいと思います．正直，驚かされました．このような観点からの書籍がこれまで存在していなかったからです．そして，患者さん方からの大好評を得て，この度「リウマチ・膠原病になったら最初に読む本―外来通院学 2.0―」を出版することとなりました．
　内容は更に充実しバージョンアップしたものとなりました．

　前半の医学的知識の章では，免疫，炎症，膠原病，自己免疫疾患と聞き慣れない言語が並びます．リウマチ科医師はこれらの言語を当たり前のものとして使用します．実はそこに医師と患者さんとの間に大きな齟齬が生じる一つの原因があります．本書では、まずはこれらの言語の説明から始まります．かみ砕いて，分かりやすく説明されています．この内容は，説明する医師自身が深くその事象を理解していないと書けない内容です．図表を巧みに配置し，理解を助けてくれます．

　そして後半がいよいよ真骨頂の外来通院学です．
　この外来通院学は 4 つのパートに分類され，Ⅰ：日頃から心がけておきたいこと，Ⅱ：トラブル（感染症）時の対応，Ⅲ：診察時の取り組み方，Ⅳ：発展編へと，それぞれ分かりやすく説明されています．恐らく多くの患者さん方はこの書物を一気に読破することはかなりの労力を要することと思います．それほど，奥が深く，しっかりとした内容になっています．

お薦めは辞書のように，自分が疑問に思っていることに関し，頁をめくりながら，また目次を見て，調べながら，知識を得ることです．少しずつでも，その知識が医師との距離を縮め，その後の治療に役立つはずです．

　「リウマチ・膠原病になったら最初に読む本—外来通院学2.0—」が広く患者さん方に浸透し，患者さん方の常識のスタンダードになることを確信しています．
　本書を通じて，医師と患者さんとの関係がよりスムーズになり，患者さん方の外来通院が充実したものとなることを祈念して，推薦の書とします．

　令和6年9月吉日

織部元廣

前島圭佑先生の著書
「外来通院学」を目にして

　前島先生とは、最近は共に臨床のディスカッションをすることも多く、患者さん目線に立った立ち位置に、いつも感心してその意見を参考にさせてもらっています。彼との縁を感じたのは彼が私の息子と誕生日が一日違いで正に息子と同じ年だったことを知った頃からです。また臨床に対する姿勢も真摯で、アカデミックな研究意欲もあり、しっかりとした臨床医としての資質も持ち合わせています。その前島先生が患者さんのための本書「外来通院学」を出版することになり、私自身も本当に嬉しい気持ちで一杯です。彼の力のこもった作品である限り、価値ある書物になることは間違い無いと確信しています。

　実際、この本書を一目見て、その分かりやすさに感心させられました。患者さん目線でのリウマチ膠原病医療をかみくだいて説明することが可能であることを実践した、恐らく初めてと言っても良いテキストに仕上がっています。図表を数多く使用し、その図が正に当を得ています。本当に分かりやすく、納得のいく図になっています。イメージを図で示すことは、意外に医師でも難しい場合も多いことから、先生は日頃からこのような図を用いて患者さん達に説明している、その日頃の実践の一つ一つが図として示されたものと感じました。

　本書の内容は大きく膠原病の基本的知識と、まさに筆者の真骨頂である外来通院学の二つに分かれています。前半は膠原病を理解するために欠かせない免疫の知識をコンパクトにまとめ、また薬物について、最低限の情報を提供しています。これくらいの知識を患者さん方にも知っておいてもらうと本当に助かります。また外来の僅かな時間に立て続けに説明して

も、恐らく大部分の患者さん、特にご高齢の患者さんはその半分も理解していないのではないかと危惧していました。そこで、外来通院学の登場です。後半の外来通院学ではこれを患者さん方が理解してくれていると本当に外来診療が助かるなという内容がしっかりと説明されており、まさにそうだ！と得心される、医療側にとっても、納得のいく内容になっています。外来診療の流れが丁寧に説明されており、この流れを患者さんも医師も共有することにより、よりスムーズな外来診療が可能になります。この大変重要なポイントをはっきりと示した参考書はこれまで存在していませんでした。前島先生は、まさにその点（スムーズな外来診療の流れのあるべき姿）にスポットをあて、本書を執筆しました。従って、本書はリウマチを掲げる多くのクリニックや公的医療機関の患者さん方にとっても、スタンダードな外来通院のための必読書になりうるものです。

　本書を、リウマチ科を掲げる多くのクリニックや病院において、リウマチ膠原病患者さんに配布すべき座右の書の一つとして、お勧めしたいと思います。

2019年10月

織部リウマチ科内科クリニック　院長
織部元廣

まえがき

1）本書執筆のきっかけ

　2018年6月に私が勤務する大分市で開催されたリウマチ・膠原病患者さんの会で，はじめて患者さん向けの講演を行いました．その際の反響には驚かされました．「もっと早く聞きたかった」「もう一度聞きたい」「耳が遠くて聞き取れないところもあったので本にしてほしい」といったありがたい感想をいただき，嬉しい反面，危機感も覚えました．実はこのような感想を述べた方の中には，私の外来に通院されている方も含まれていたからです．私としては，普段の外来で話している内容を「復習」していただくための講演のつもりでしたが，多くの方が「新しい情報」として受け取ってくださったようでした．わかりやすく説明しているつもりでも，実際にはあまり伝わっておらず，自己満足に終始しているのではないかと不安になりました．後述するように，膠原病は体から消し去るのが難しい病気であり，共存すべき相手です．そのため，**膠原病と上手に付き合うには知識やテクニックが必要です**．しかし，それらが備わっていないために，多くの患者さんが**避けられるはずのリスクや心身の負担を強いられている**のではないかと考えたことが，本書初版の執筆のきっかけでした．

2）本書の構成

　リウマチ・膠原病（以下膠原病）の診療現場での医師の説明は，予備知識のない患者さんにとって理解しにくい内容かもしれません．そこで，前半の**「膠原病診療に関わる医学的知識」**では，**医師からの説明を理解する手助けとなる内容**を目指しました（図1）．膠原病に関する優れた書籍は

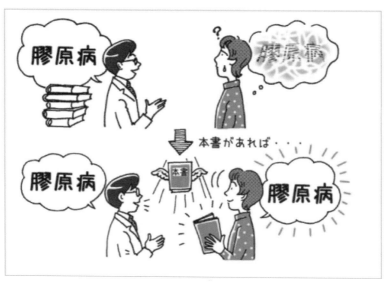

図1 本書の役割

多数ありますが，**本書は外来通院に際して必要な知識に絞り，従来とは異なる視点**でまとめました．それぞれの病気について詳しく知りたい場合は他の書籍をご参照ください．

本書の後半では，**患者さんが膠原病と上手に付き合うための知識やテクニック**を中心に紹介します．**前半が「医学」**であるのに対して，**後半は「外来通院学」**（筆者の造語）とも呼べる内容です（図2）．患者さんに知っていただくことで，外来診療がより円滑に進むだけでなく，その質の向上も期待できます．病気にかかったらまず医学的な知識を身につけようとするのが一般的ですが，まずはどのように病気と付き合うべきかを学ぶという形でも良いと思います．

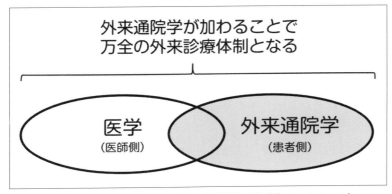

図2　膠原病患者さんに必要な学問（私案）のイメージ

3）本書の注意点

　膠原病にはさまざまな病気があります．そして厄介なことに，たとえ**同じ病気でも病状や薬の効き方は人それぞれ**です．病状が変化することもあります．本書はすべての膠原病患者さんにとって有益な内容を目指していますが，必ずしもすべての内容が当てはまるとは限らない点にご注意ください．また，わかりやすさを重視するために私見（筆者の個人的な考え）を多く織り込んでおり，厳密には正確とは言えない記述も含まれています．害のないレベルだと思いますが，**主治医の説明と食い違う内容があった場合は主治医のほうを優先してください**．本書の最優先事項は，正確な知識を提供することではなく，**読者の方々の膠原病に伴う心身の負担を軽減させる**ことです．そのために独特なテイストの内容になっている点をご了承いただきたいと思います．

4）初版との違い

　2019年に初版を出版したところ，おかげさまでご好評をいただき，こ のたび改訂する運びとなりました．初版の読者の方々には深く感謝してお

ります．**改訂にあたり，全体の流れを再構成し，多くの文章を書き直し，情報もアップデート**しました．初版の内容の面影が少しも残っていない章もあります．そして今回の改訂の目玉は，**発展編である外来通院学Ⅳを新たに加えた点**です．文字数にして全体の3割を占めます．その結果，全体の雰囲気が様変わりしたため，タイトルも変更しました．発展編は，初版の執筆時に「いずれ改訂することになれば盛り込みたい！」と思っていた挑戦的なテーマです．やや難易度が高めであり，読者を選ぶかもしれませんが，必ずお役に立てる内容だと信じています．初版の読者の方々にも，ぜひ挑戦していただきたいと思っています．

2024年10月　　　　　　　　　　　　　　　　　　　　　　　　前島圭佑

目　次

まえがき …………………………………………………………… *1*
　1）本書執筆のきっかけ ……………………………………… *1*
　2）本書の構成 ………………………………………………… *1*
　3）本書の注意点 ……………………………………………… *3*
　4）初版との違い ……………………………………………… *3*

膠原病診療に関わる医学的知識 ………………………………… *11*

第1章　免疫・炎症とは？ ……………………………………… *11*
　1）膠原病は免疫の異常による病気 ………………………… *11*
　2）体内に侵入した非自己（自分の体ではないもの）を排除するのが免疫の仕事 …………………………………………… *11*
　3）炎症は免疫によって生じる生体反応 …………………… *12*

第2章　自己免疫疾患・膠原病とは？ ………………………… *14*
　1）免疫の矛先が自分の体に向いてしまうのが自己免疫疾患 … *14*
　2）膠原病は全身性の自己免疫疾患 ………………………… *15*
　3）膠原病をひとことで説明すると ………………………… *18*
　4）不都合な真実？ …………………………………………… *19*
　5）膠原病は上手に付き合うべき病気 ……………………… *20*

第3章　膠原病治療（免疫抑制療法）で使う薬について …… *21*

第4章　ステロイド薬とは？ …………………………………… *27*
　1）ステロイド薬（グルココルチコイド）は膠原病治療の基本薬

　　　　……………………………………………………………………… *27*
　　2）ホルモン過剰症に注意…………………………………………… *27*
　　3）ステロイド薬が必要なときは躊躇せず使用する……………… *28*
　　4）ステロイド薬だけは何があっても忘れずに内服する………… *28*
　　5）薬にはいくつかの呼び名がある………………………………… *29*
第5章　狭義の免疫抑制薬とは？…………………………………… *31*
　　1）効き方に個人差がある…………………………………………… *31*
　　2）開始・増量後1～3か月間はとくに副作用に注意する……… *32*
第6章　分子標的薬とは？免疫調節薬とは？……………………… *33*
　　1）分子標的薬とは？………………………………………………… *33*
　　2）免疫調節薬とは？………………………………………………… *34*
第7章　膠原病治療の流れ　～「ステロイド薬中心の治療」の場
　　　　合～………………………………………………………………… *35*
　　1）治療内容は一定ではない………………………………………… *35*
　　2）「ステロイド薬中心の治療」を選択するとき………………… *35*
　　3）「ステロイド薬中心の治療」における寛解導入療法の流れ… *36*
　　4）ステロイド薬の減量スピードについて………………………… *38*
　　5）「ステロイド薬中心の治療」における維持療法の流れ……… *38*
第8章　膠原病治療の流れ　～「ステロイド薬を積極的に使わな
　　　　い治療」の場合～………………………………………………… *40*
　　1）「ステロイド薬を積極的に使わない治療」における寛解導入
　　　　療法の流れ………………………………………………………… *40*
　　2）「ステロイド薬を積極的に使わない治療」における維持療法
　　　　の流れ……………………………………………………………… *42*
第9章　入院で行うこと……………………………………………… *44*
　　1）ステロイド薬中心の治療（寛解導入療法）の目的…………… *44*

  2) 診断目的 …………………………………………………… *44*

第 11 章　病勢マーカーを理解する ……………………………… *46*
  1) 病勢マーカーとは ………………………………………… *46*
  2) 膠原病とその他の病気の病勢マーカーの違い ………… *46*
  3) 膠原病の病勢マーカーについて ………………………… *47*
  4) 病勢マーカーの注意点 …………………………………… *48*

外来通院学Ⅰ 〜日頃から心がけておきたいこと〜 ……… *50*

第 11 章　薬の飲み忘れに注意する ……………………………… *50*
  1) 膠原病治療では複数の薬を使うことが多い …………… *50*
  2) きちんと薬を続けなければならない理由 ……………… *50*
  3) 薬の予備を持っておきましょう ………………………… *51*

第 12 章　「感染に注意して」に込められた意味を理解する …… *52*
  1) 感染症の考え方 …………………………………………… *52*
  2) 感染症が起きやすい体の部位 …………………………… *52*
  3) 病原体が体内に侵入するのを防ぐ ……………………… *53*
  4) 日常的にトイレを我慢するのは厳禁 …………………… *53*
  5) ワクチンを活用する ……………………………………… *54*
  6) 体力を維持する …………………………………………… *54*

第 13 章　検査結果との向き合い方 ……………………………… *55*
  1) 過去との比較が大事 ……………………………………… *55*
  2) 検査結果自体より医師の説明を優先する ……………… *55*
  3) 時系列で見て変化がないかをチェックする …………… *56*

第 14 章　健診と検診の考え方 …………………………………… *57*
  1) 膠原病診療での定期検査の内容と頻度 ………………… *57*
  2) 健診を受けるべきか ……………………………………… *58*

- 3）がん検診は定期的に受ける ··· *59*
- 4）歯周病検診も不可欠 ··· *59*
- 5）血圧・体重・身長・骨密度・眼科受診 ································ *60*

第 15 章　近所にかかりつけ医を持つ ······································ *62*
- 1）「かかりつけが総合病院だけ」のデメリット ························· *62*
- 2）近所にかかりつけ医を持つことの利点 ································ *62*

外来通院学Ⅱ ～トラブル（感染症）時の対応～ ············ *64*

第 16 章　風邪の対応 ·· *64*
- 1）確実に効く薬はない ··· *64*
- 2）免疫抑制療法中にかかる風邪の特徴 ·································· *65*
- 3）膠原病治療薬をどうすべきか ··· *65*
- 4）注意すべきとき ·· *66*

第 17 章　感染性胃腸炎の対応 ·· *67*
- 1）感染性胃腸炎の症状 ··· *67*
- 2）点滴が有効 ··· *67*
- 3）膠原病治療薬をどうすべきか ··· *67*

第 18 章　帯状疱疹の対応 ·· *69*
- 1）帯状疱疹とは ·· *69*
- 2）膠原病治療薬をどうすべきか ··· *69*

外来通院学Ⅲ ～診察時の取り組み方～ ······················· *70*

第 19 章　患者さんが医師に伝える内容について ······················ *70*
- 1）伝える順番 ··· *70*
- 2）処方への感想は正直に伝える ··· *71*
- 3）数字を使って伝える ··· *71*

4）個人的な事情も伝える……………………………………… *72*
　　5）注意点………………………………………………………… *73*
　第20章　医師にとって理想的な外来診療の流れとは……………… *74*
　第21章　治療歴ノートのススメ……………………………………… *77*
　　1）治療歴ノートをお勧めする理由…………………………… *77*
　　2）治療歴ノートに記載していただきたい項目……………… *78*
　　3）治療歴の記載方法…………………………………………… *82*
　　4）治療歴ノートの使用上の注意……………………………… *84*
　第22章　【番外編】膠原病患者さんのご家族へお願い…………… *86*

外来通院学Ⅳ　〜発展編〜　*89*

　第23章　「機能性障害」を理解する………………………………… *89*
　　1）知名度は低いがありふれた病気…………………………… *89*
　　2）器質性障害との違い………………………………………… *90*
　　3）「免疫 - ホルモン - 神経」連関とは……………………… *91*
　　4）機能性障害の本質…………………………………………… *92*
　　5）機能性障害による症状……………………………………… *93*
　　6）中枢神経の機能異常の本質………………………………… *95*
　　7）膠原病は「負情動＞＞快情動」の誘因になる…………… *96*
　　8）膠原病自体よりむしろ機能性障害で悩む患者さんも多い…… *98*
　　9）膠原病患者さんの機能性障害の対処法…………………… *98*
　第24章　「慢性炎症」という考え方を取り入れる………………… *101*
　　1）慢性炎症とは………………………………………………… *101*
　　2）慢性炎症の原因……………………………………………… *102*
　　3）膠原病診療で慢性炎症の考え方を取り入れる意義……… *102*
　　4）個人の生活習慣ではなく周囲の生活環境が原因………… *103*

5）発想の転換　〜一病息災を目指す〜……………………………… *104*
　6）膠原病患者さんのメリット…………………………………………… *105*
第 25 章　原因にアプローチする　〜総論編〜……………………… *106*
第 26 章　原因にアプローチする　〜食事編〜……………………… *108*
　1）腸がなぜ大事なのか………………………………………………… *108*
　2）健康のためには腸内細菌の多様性が欠かせない……………… *109*
　3）腸内細菌を育む方法………………………………………………… *110*
第 27 章　原因にアプローチする　〜ストレス編〜………………… *112*
　1）情動脳のバランスを改善させるイメージで過ごす…………… *112*
　2）快情動を刺激する…………………………………………………… *112*
　3）負情動を小さくする　〜認知の歪みを自覚する〜…………… *114*
　4）負情動を小さくする　〜首尾一貫感覚を鍛える〜…………… *117*

あとがき……………………………………………………………… *121*

膠原病診療に関わる医学的知識

第1章　免疫・炎症とは？

1）膠原病は免疫の異常による病気

　免疫は，力が落ちる（免疫力が低下する）と病気になるというイメージが強いと思いますが（それ自体は正しいのですが），膠原病は逆です．**膠原病は免疫力が強くなりすぎるために体に負担がかかってしまうという種類の病気**です．つまり，膠原病を理解するためには多少の免疫の知識が必要となるため，本書でも少しだけ触れます．ただし，専門用語はほとんど出てこないので，気軽に読み進めてください．

2）体内に侵入した非自己（自分の体ではないもの）を排除するのが免疫の仕事

　自分の体（自己）に自分の体ではないもの（非自己）が侵入するのは体にとっては好ましくないので，それを排除する仕組みである免疫機能が私たちの体には備わっています．免疫系には脳や心臓のような中心となる臓器がないため，イメージが涌きにくいと思いますが，免疫の役割を担うのはリンパ球などの免疫細胞です．1個1個は肉眼では見られないほど小さなものです．免疫細胞は，全身のリンパ組織（リンパ節など）を拠点として絶えず全身をパトロールし，異物が侵入した際にそれを察知して攻撃を仕掛けるようになっています．免疫の仕組みは良くできており，一度侵入した敵を記憶しておき，二度目以降はより効率良く攻撃できるようになります（ワクチンはこの仕組みを利用しています）．なお非自己は「抗原」

と総称され，具体的には外来の物質（異物，病原体）および一部の自己由来の物質（悪性腫瘍，老廃組織）を指します．

3）炎症は免疫によって生じる生体反応

「免疫」と「炎症」は，臨床の現場でもしばしば混同して用いられている用語です（実際のところそれでも支障はありません）が，少し説明を加えておきます．免疫細胞が非自己（抗原）を発見すると活性化して周囲にシグナルを伝えますが，その結果生じる生体反応を炎症と呼びます．**炎症反応が起きると，赤みを帯び（発赤），熱を持ち（熱感），腫れて（腫脹），痛みます（疼痛）．進行すると炎症を起こした部位の機能が低下**します．たとえば関節に痛みや腫れがあると，その部位が動かしにくくなって，身体機能が低下します．肺に炎症（肺炎）が生じると呼吸機能が低下して息苦しくなります．

実は免疫反応は体の中で日常に起きています．私たちの住む世界は無菌室ではないので，常になんらかの病原体（ウイルスや細菌）に曝されています．大気汚染がある場合は肺から取り込んだ大気中の物質に対して免疫を発動します．体内からもがん化した細胞や古くなった組織が次々と発生しており，これらはもはや非自己なので，免疫によって排除しなければなりません．それ以外にもさまざまな免疫反応が絶えず体内で起きていますが，私たちはそのことを自覚していません．免疫の反応が穏やかであり，炎症にまで及んでいないからです．ところが大量の非自己に曝されると，それを処理するために通常よりも強い免疫反応を起こさなければなりません．少量でも，刺激の強い非自己が侵入すると強い免疫反応が生じます．たとえば風邪をひいたとき，侵入してきた風邪ウイルスの量が多かったり刺激が強かったりすると，強い免疫反応（炎症）が生じます．そうすると熱が出たり現場の組織が荒れて痛んだりするので，免疫系が働いているこ

とを自覚することになります.

　免疫機能が正常であれば，体に強い免疫反応が起きるのは大量もしくは刺激の強い異物や病原体が体内に侵入したときや大けがをしたとき（使い物にならなくなった組織を排除しなければなりません）くらいです．ところが，なんらかの理由で免疫機能が過度に強くなってしまった場合，刺激の強くない非自己が少量侵入しただけでも，あるいはそのようなきっかけがなくても，体に次々と炎症反応が生じてしまいます．その代表的な病気が膠原病なのです．

第2章　自己免疫疾患・膠原病とは？

1）免疫の矛先が自分の体に向いてしまうのが自己免疫疾患

　自己免疫疾患とは，本来は標的とならないはずの自分の体（自己）を免疫細胞が攻撃してしまうことで生じる病気の総称です（図3）．なんらかの理由により免疫系が異常をきたして，免疫細胞が自己を非自己と誤認するようになると，免疫細胞が自身の体を攻撃するようになります．暴走する免疫の標的となった臓器には強い炎症反応が生じ，最終的にはその臓器の機能が低下してしまいます．関節，皮膚，腎臓，肺などの臓器に炎症が起きることでさまざまな症状が生じます．

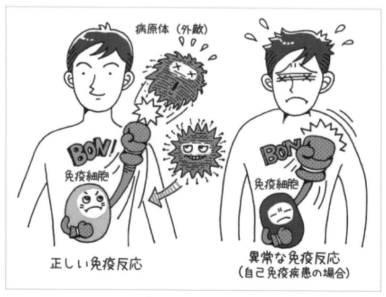

図3　自己免疫疾患のイメージ

2）膠原病は全身性の自己免疫疾患

たくさんの自己免疫疾患がありますが，免疫の標的になるのが「一つの臓器に限局する場合」と「多臓器に及ぶ（全身性の）場合」に大別されます．後者の**全身性の自己免疫疾患を膠原病と呼びます**．膠原病という一つの病気があるわけではなく，関節リウマチ，全身性エリテマトーデス（SLE），血管炎などの病気に細分化されています（表1, 2）．膠原病を引き起こす免疫の異常にはさまざまなタイプがあり，タイプごとで標的になりやすい臓器の組み合わせが異なります．膠原病疾患ごとの「炎症が起きやすい臓器」を一覧にしてみると，とくに**関節や皮膚**に症状が出やすいことがわかります（表2）．そのため膠原病の有無を調べるときは，関節や皮膚に症状がないかを確認するのが鉄則です．

また，自己免疫疾患と同じく免疫の異常によって生じる病気である「自己炎症性疾患」というカテゴリーがあります（少し難しいのでここは読み

表1　膠原病の分類（私見）と代表的な病気

膠原病（全身性の自己免疫疾患）
 関節炎症候群
　関節リウマチ、脊椎関節炎、リウマチ性多発筋痛症
 抗核抗体関連症候群
　全身性エリテマトーデス (SLE)、強皮症、多発性筋炎、皮膚筋炎、
　混合性結合組織病 (MCTD)、シェーグレン症候群
 血管炎症候群
　ANCA 関連血管炎（顕微鏡的多発血管炎、多発血管炎性肉芽腫症、
　好酸球性多発血管炎性肉芽腫症）、高安動脈炎、巨細胞性動脈炎、
　結節性多発動脈炎
 自己免疫−自己炎症の境界領域疾患
　成人スティル病、全身型若年性特発性関節炎、ベーチェット病
 その他の膠原病
　IgG4 関連疾患、抗リン脂質抗体症候群、再発性多発軟骨炎
自己炎症性疾患
　家族性地中海熱など

表2 主な膠原病疾患とその障害臓器の一覧

疾患名	浅部臓器							
	骨・軟骨	大型血管	消化管	眼	漿膜	上気道	関節	皮膚・粘膜
家族性地中海熱	×	×	×	×	○	×	○	△
ベーチェット病	×	○	○	◎	×	×	○	◎
成人スティル病/全身型若年性特発性関節炎	×	×	×	×	△	△	○	○
脊椎関節炎	○	△	○	○	×	×	◎	○
リウマチ性多発筋痛症	×	△	×	×	×	×	○	×
関節リウマチ	○	×	×	△	△	×	◎	△
高安動脈炎	×	◎	△	△	×	△	△	△
巨細胞性動脈炎	×	○	×	○	×	△	△	×
結節性多発動脈炎	×	×	○	△	△	×	○	○
ANCA関連血管炎	×	×	△	△	○	○	○	○
再発性多発軟骨炎	◎	△	×	○	×	○	○	○
IgG4関連疾患	×	×	×	×	×	×	×	△
抗リン脂質抗体症候群	×	×	×	×	×	×	×	○
全身性エリテマトーデス	×	×	○	△	○	×	○	◎
多発性筋炎/皮膚筋炎	×	×	×	×	×	×	○	○
混合性結合組織病	×	×	△	×	○	×	○	◎
強皮症	×	×	○	×	×	×	○	◎
シェーグレン症候群	×	×	△	◎	×	◎	△	△

※免疫異常による直接的な病変に色づけをしています(血管障害など
※「Dr. 前島の膠原病論(中外医学社, 2022)」より改変引用

深部臓器								その他		
神経	下気道(主に肺)	腎臓	心臓	筋	唾液腺・涙腺	肝胆膵	血球	レイノー現象	肺動脈性肺高血圧症	悪性腫瘍
×	×	×	×	×	×	×	×	×	×	×
○	×	×	×	×	×	×	×	×	×	×
×	×	×	×	×	×	○	△	×	×	×
×	×	×	×	×	×	×	×	×	×	×
×	×	×	×	×	×	×	×	×	×	○
×	○	×	×	×	×	×	×	×	×	×
○	△	△	△	×	×	×	×	×	×	×
○	×	×	△	×	×	×	×	×	×	×
○	×	○	△	×	×	×	×	×	×	×
○	◎	◎	△	×	×	×	×	×	×	×
△	○	△	×	×	×	×	△	×	×	×
△	○	○	×	×	○	○	×	×	×	×
○	△	△	△	×	×	×	○	×	×	×
○	△	◎	×	×	×	△	◎	○	○	×
×	◎	×	△	◎	×	×	×	○	×	○
△	○	×	×	○	×	×	○	◎	◎	×
×	◎	△	△	×	×	×	×	◎	◎	×
△	△	△	×	×	◎	△	△	△	×	×

による間接的な病変には色づけをしていません).

飛ばしていただいて結構です）．免疫は自然免疫と獲得免疫の2つに分けられますが，自己免疫疾患は獲得免疫の異常が（相対的に）強いのに対して，自己炎症性疾患では自然免疫の異常が強いことが知られています．病状としても，自己免疫疾患では「免疫が特定の臓器を攻撃する」傾向が強いのに対して，自己炎症性疾患では「免疫が見境なく活性化して全身症状（中でも発熱）が前面に出やすい」傾向があります．自己炎症性疾患の中にも多数の病気が含まれます．膠原病以外の病気も扱うことから，膠原病内科ではなく免疫内科と称するところも増えています．

　なお，膠原病内科は関節リウマチの患者さんが最も多いので「リウマチ・膠原病内科」「リウマチ科」「リウマチ内科」と標榜することがあります．膠原病全般をリウマチ性疾患と呼ぶこともあります．リウマチ科と標榜している場合，「内科系リウマチ医」ではなく関節リウマチを専門に扱う整形外科医である「整形外科系リウマチ医」という可能性があるので，もし膠原病内科への受診希望がある場合は事前に確認しましょう．

3）膠原病をひとことで説明すると・・・

　膠原病のエッセンスをひとことで伝えるとすれば，「痛みや見た目で苦しむ，時に致死性の免疫難病」と表現することになります．「痛み」は主に関節や筋肉などの運動器の炎症による痛みを指します．「見た目」は皮膚の炎症や手指の関節変形などによる美容上の問題を指します．治療を行なわなければ生命維持に欠かせない重要な臓器にも炎症が及び，時には死に至ることもあります．そして膠原病には根治治療（病気を根本的に治してしまう治療）がないため，いわゆる難病とされています．ただし，厳密には**「痛みや見た目で苦しむ，時に致死性の免疫難病だけど，治療が進歩して良好に管理できるようになってきている」**と表現すべきでしょう．専門の医師による適切な診断と治療を受けることによって，病気がない方々と

同じ水準の生活を送ることができる時代になってきています．

4）不都合な真実？

　ここで本章を終えたいところですが，誤解を避けるために「不都合な真実」を書いておかなければなりません．多くの膠原病患者さんが，治療を受けることで健常人と変わらない生活を生涯にわたって送ることができる一方で，残念ながら現代医学では病気の勢いを抑えるのが難しい場合もあります．稀ながら，病気の進行を食い止めるための最大限の努力（治療）をしても，無情にも病状が悪化し，生命の危機に瀕することがあります．がんのような病気であれば，患者さんやそのご家族はその深刻さが理解しやすいと思いますが，膠原病は知名度が低い病気なので，治りにくいことや重症化することがすぐには受け入れられないかもしれません．ところが現実には，頻度は非常に少ないとは言え，がんよりも急速に病状が進行して死に至る可能性があるのが膠原病なのです．

　わざわざこのような厳しい話をさせていただいたのには 2 つ理由があります．1 つ目は，医師と患者さんの双方がなすべきことをしているにもかかわらず**病状が悪化した場合に，医師やご自身の対応が悪かったのだと誤解していただきたくない**からです．あくまでも悪いのは病気です．**膠原病は，多くの経験を積んだベテラン医師にも予想できない動きを見せることがある**ものなのです．こういうときこそ，医師への不信を募らせるのではなく，一致団結して立ち向かうべきです．2 つ目は，治療をご自身の判断で中断して欲しくないからです．病状が安定すると「もう治療は不要になった」と勘違いして，治療（薬）をやめて外来に訪れなくなる（自己中断と呼びます）方が，ごく稀にですが，おられます．医師の判断で段階を経て治療を終了するのは良いのですが，そうでなければ多くの場合，再燃（いったんおさまっていた病気の勢いが再び強くなること）します．病状

によってはリバウンドして一気に重症化することもあるので，注意しましょう．

5）膠原病は上手に付き合うべき病気

　膠原病の原因はまだはっきりとはわかっていませんが，**先天的な要因（遺伝的要因）と後天的な要因（環境要因）が複雑に絡み合って発症する多因子疾患**だと考えられています．何か一つの原因で発症することは稀であり，「原因Aと原因Bがあれば必ず発症する」という単純なものでもないので，残念ながら原因を突き止めて根治させることができません．そのため**膠原病治療の対象は原因（病態の上流）ではなく，その結果として生じる異常な免疫／炎症反応（病態の下流）**です．

　免疫や炎症は火事にたとえられます．火元が「免疫」，火元から生じる炎が「炎症」です．これらを抑え込むような薬を用いる治療のことを免疫抑制療法と呼びます．免疫抑制療法によって免疫反応が制御できたとしても，原因は残ったままなので薬を中断すると再燃してしまいます．膠原病は「治す病気」ではなく「上手に付き合うべき病気」だとまずは認識しておきましょう．

第3章　膠原病治療（免疫抑制療法）で使う薬について

　膠原病治療で使うのは主に「広義の（広い意味での）」免疫抑制薬です．本書で「膠原病治療薬」と記載した場合は，この広義の免疫抑制薬に免疫調節薬（後述）を加えたものを指します（表3）．免疫抑制療法とは，広義の免疫抑制薬による治療を意味します．**広義の免疫抑制薬は「ステロイド薬」「狭義の（狭い意味での）免疫抑制薬」「分子標的薬」の3つに大別**されます．それぞれのカテゴリーに多数の薬が含まれます（表4,5）．**広義の免疫抑制薬は，体にとって有害な免疫反応だけでなく有益な免疫反応も抑制してしまうので，感染症が起きやすくなります（この状態を易感染と呼びます）**．患者さん自身による感染予防対策と，感染症にかかったときの適切な対応が必要です．感染症対策については「外来通院学Ⅰ，Ⅱ」で紹介します．関節リウマチで使用する薬を「抗リウマチ薬」と呼ぶことがありますが，上記とはまた別のカテゴリーがあるわけではありません．膠原病治療薬の中で関節リウマチに対して使用できる薬のことを，関節リウマチ診療では抗リウマチ薬と呼ぶだけのことです．

表3　膠原病治療薬の分類

1．軽めの薬　　　　　：**免疫調節薬**（易感染の副作用がない）
2．少し強めの薬　　　：**狭義の免疫抑制薬**（いわゆる免疫抑制薬）
3．強めの薬　　　　　：**分子標的薬**（生物学的製剤・JAK阻害薬）　─**広義の免疫抑制薬**（易感染の副作用あり）
4．強めのホルモン薬：**ステロイド薬**

表4 主な膠原病治療薬（分子標的薬以外）の一覧（薬価は2024年6月時点）

属性	一般名[※1]	商品名	
		先発医薬品	後発医薬品（ジェネリック医薬品）
免疫調節薬	ブシラミン（BUC）	リマチル（内服）	販売中止
	サラゾスルファピリジン（SASP）	アザルフィジンEN（内服）	サラゾスルファピリジン腸溶錠
	イグラチモド（IGU）	ケアラム（内服）	イグラチモド
	金製剤（GST）	シオゾール（注射）	なし
	ペニシラミン（D-PC）	メタルカプターゼ（内服）	なし
	コルヒチン（COL）	コルヒチン（内服）	なし
	ヒドロキシクロロキン（HCQ）	プラケニル（内服）	なし
	アプレミラスト（APR）	オテズラ（内服）	なし
狭義の免疫抑制薬	アザチオプリン（AZA）	イムラン，アザニン（内服）	なし
	メトトレキサート（MTX）	リウマトレックス（内服）	メトトレキサート
		メトジェクト（注射）	なし
	タクロリムス（TAC）	プログラフ（内服）	タクロリムス
	ミコフェノール酸モフェチル（MMF）	セルセプト（内服）	ミコフェノール酸モフェチル
	ミゾリビン（MZR）	ブレディニン（内服）	ミゾリビン
	レフルノミド（LEF）	アラバ（内服）	なし
	シクロスポリン（CYA）	ネオーラル（内服）	シクロスポリン
	シクロホスファミド（CY）	エンドキサン（内服・注射）	なし
ステロイド薬	プレドニゾロン（PSL）	プレドニン（内服・注射），プレドニゾロン（内服）	内服薬はなし
	メチルプレドニゾロン（mPSL）	メドロール（内服），ソル・メドロール（注射）	内服薬はなし
	トリアムシノロン	ケナコルト-A（注射）	なし
	ベタメタゾン	リンデロン（内服・注射）	ベタメタゾン（内服）など
	デキサメタゾン	デカドロン（内服・注射），リメタゾン（注射）など	デキサート（内服）など

※1．一部の略号は筆者の独断で設定しています．
※2．開始時に多めに投与する（ローディングがある）薬の場合，その期間の負担額は異なります．

膠原病診療に関わる医学的知識

薬価 (後発品がある場合はそちらを採用)	負担額の計算に用いた用量	28日(4週)あたりの負担額(3割負担時)※2	保険で使用が認められている主な病気
32/100mg	200mg/日	541	関節リウマチ
15/500mg	1000mg/日	250	関節リウマチ
43/25mg	50mg/日	716	関節リウマチ
367/25mg			関節リウマチ
39/100mg	200mg/日	650	関節リウマチ
10/0.5mg	1mg/日	161	家族性地中海熱, 痛風
402/200mg	200mg/日	3380	全身性エリテマトーデス, 皮膚エリテマトーデス
990/30mg	60mg/日	16625	ベーチェット病, 乾癬 (PsA含)
79/50mg	50mg/日	662	膠原病全般, 潰瘍性大腸炎, クローン病
87/2mg	8mg/週	419	関節リウマチ, 若年性特発性関節炎, 乾癬
1752/7.5mg	7.5mg/週(皮下注)	2102	関節リウマチ
154/mg	3mg/日	3868	関節リウマチ, ループス腎炎, 筋炎による間質性肺炎, 重症筋無力症など
54/250mg	2250mg/日	4113	ループス腎炎, 全身性強皮症による間質性肺疾患
99/50mg	150mg/日	2497	関節リウマチ, ループス腎炎, ネフローゼ症候群
96/10mg	20mg/日	1618	関節リウマチ
78/50mg	250mg/日	3259	ベーチェット病, 乾癬, ネフローゼ症候群, 重症筋無力症など
			多くの膠原病
10/5mg (内服)			多くの自己免疫疾患
6/2mg (内服)			多くの自己免疫疾患
785/40mg	必要時のみ 筋肉注射, 関節注射 など		多くの自己免疫疾患
			多くの自己免疫疾患
1872/2.5mg (注射)			多くの自己免疫疾患 (リメタゾンは関節リウマチのみ)

表5 主な膠原病治療薬（分子標的薬）の一覧（薬価は2024年6月時点）

属性		標的	一般名※1	商品名		薬価（後発品がある場合はそちらを採用）
				先発医薬品	後発医薬品（ジェネリック医薬品）	
分子標的薬	生物学的製剤（注射剤）	TNF	インフリキシマブ（IFX）	レミケード（注射）	インフリキシマブBS（注射）	20727/100mg
			エタネルセプト（ETN）	エンブレル（注射）	エタネルセプトBS（注射）	11227/50mg
			アダリムマブ（ADA）	ヒュミラ（注射）	アダリムマブBS（注射）	22633/40mg
			ゴリムマブ（GLM）	シンポニー（注射）	なし	106324/50mg
			セルトリズマブ・ペゴル（CZP）	シムジア（注射）	なし	55625/200mg
			オゾラリズマブ（OZR）	ナノゾラ（注射）	なし	112791/30mg
		IL-6	トシリズマブ（TCZ）	アクテムラ（注射）	なし	32608/162mg
						24711/200mg
			サリルマブ（SAR）	ケブザラ（注射）	なし	46785/200mg
		T細胞	アバタセプト（ABT）	オレンシア（注射）	なし	28547/125mg
						54444/250mg
		B細胞	ベリムマブ（BLM）	ベンリスタ（注射）	なし	24998/200mg
						54609/400mg
			リツキシマブ（RTX）	リツキサン（注射）	リツキシマブBS（注射）	59140/500mg
		IL-1	カナキヌマブ（CAN）	イラリス（注射）	なし	1526075/150mg
		IL-5	メポリズマブ（MPL）	ヌーカラ（注射）	なし	159891/100mg
		I型IFN	アニフロルマブ（ANI）	サフネロー（注射）	なし	96068/300mg
		IL-12/23	ウステキヌマブ（UST）	ステラーラ（注射）	なし	336004/45mg
		IL-17	セクキヌマブ（SEC）	コセンティクス（注射）	なし	71469/150mg
			ブロダルマブ（BRD）	ルミセフ（注射）	なし	74513/210mg
			イキセキズマブ（IXE）	トルツ（注射）	なし	148952/80mg
			ビメキズマブ（BMK）	ビンゼレックス（注射）	なし	156820/160mg
		IL-23	グセルクマブ（GUS）	トレムフィア（注射）	なし	325040/100mg
			リサンキズマブ（RIS）	スキリージ（注射）	なし	474761/150mg
	経口薬	JAK	トファシチニブ（TOF）	ゼルヤンツ（内服）	なし	2261/5mg
			バリシチニブ（BAR）	オルミエント（内服）	なし	4484/5mg
			ペフィシチニブ（PEF）	スマイラフ（内服）	なし	2576/100mg
			ウパダシチニブ（UPA）	リンヴォック（内服）	なし	4326/15mg
			フィルゴチニブ（FIL）	ジセレカ（内服）	なし	4160/200mg
		C5a	アバコパン（AVA）	タブネオス（内服）	なし	1404/10mg

※1．一部の略号は筆者の独断で設定しています．
※2．開始時に多めに投与する（ローディングがある）薬の場合，その期間の負担額は異なります．

膠原病診療に関わる医学的知識

負担額の計算に用いた用量	28日(4週)あたりの負担額(3割負担時)※2	保険で使用が認められている主な病気
150mg/8週(点滴)	6218	関節リウマチ, 乾癬 (PsA含), ベーチェット病, 強直性脊椎炎, 潰瘍性大腸炎, クローン病
50mg/週(皮下注)	13472	関節リウマチ
40mg/2週(皮下注)	13580	関節リウマチ, 乾癬 (PsA含), 腸管型ベーチェット病, 強直性脊椎炎, 体軸性脊椎関節炎, 若年性特発性関節炎, 潰瘍性大腸炎, クローン病, ぶどう膜炎, 壊疽性膿皮症, 化膿性汗腺炎
50mg/4週(皮下注)	31897	関節リウマチ, 潰瘍性大腸炎
200mg/2週(皮下注)	33375	関節リウマチ, 乾癬 (PsA含)
30mg/4週(皮下注)	33837	関節リウマチ
162mg/2週(皮下注)	19565	関節リウマチ, 高安動脈炎(皮下注), 巨細胞性動脈炎(皮下注), 成人スチル病(点滴), 若年性特発性関節炎(点滴)など
400mg/4週(点滴)	14827	
200mg/2週(皮下注)	28071	関節リウマチ
125mg/週(皮下注)	34256	関節リウマチ, 若年性特発性関節炎(点滴)
500mg/4週(点滴)	32666	
200mg/週(皮下注)	29998	全身性エリテマトーデス
400mg/4週(点滴)	16383	
500mg/週(点滴)	70968	顕微鏡的多発血管炎, 多発血管炎性肉芽腫症, 全身性強皮症, ループス腎炎, 視神経脊髄炎など
150mg/4週(皮下注)	457823	家族性地中海熱, 若年性特発性関節炎など
300mg/4週(皮下注)	143902	好酸球性多発血管炎性肉芽腫症, 気管支喘息
300mg/4週(点滴)	28820	全身性エリテマトーデス
45mg/12週(皮下注)	33600	乾癬 (PsA含), 潰瘍性大腸炎, クローン病
300mg/4週(皮下注)	42881	乾癬 (PsA含), 強直性脊椎炎, 体軸性脊椎関節炎
210mg/2週(皮下注)	44708	乾癬 (PsA含), 強直性脊椎炎, 体軸性脊椎関節炎, 掌蹠膿疱症
80mg/4週(皮下注)	44686	乾癬 (PsA含), 強直性脊椎炎, 体軸性脊椎関節炎
320mg/8週(皮下注)	47046	乾癬 (PsA含), 強直性脊椎炎, 体軸性脊椎関節炎
100mg/8週(皮下注)	48756	乾癬 (PsA含), 掌蹠膿疱症
150mg/12週(皮下注)	47476	乾癬 (PsA含), 掌蹠膿疱症 (点滴剤はクローン病のみに使用可能)
10mg/日	37983	関節リウマチ, 潰瘍性大腸炎
4mg/日	37663	関節リウマチ, アトピー性皮膚炎, 円型脱毛症, 若年性特発性関節炎など
150mg/日	32685	関節リウマチ
15mg/日	36337	関節リウマチ, 関節症性乾癬, 強直性脊椎炎, 体軸性脊椎関節炎, クローン病, アトピー性皮膚炎
200mg/日	34941	関節リウマチ, 潰瘍性大腸炎
60mg/日	70757	顕微鏡的多発血管炎, 多発血管炎性肉芽腫症

薬は「先発（医薬）品」と「後発（医薬）品（ジェネリック医薬品）」の2つに分けられます．薬の開発には莫大な費用がかかりますが，先発品が発売されてから，しばらく経って発売される後発品は，特許が切れた先発品の情報をもとに作られるため開発費が不要であり，先発品よりも安価で販売できます．患者さんや国の医療費負担を減らすため，厚生労働省は後発品の使用を推奨しています．先発品と後発品の違いは，形状，色，味，添加物といったわずかなものに限られます．最も大事な有効成分は同じなので，用法や用量も変わりません．そのため理論上，効果は同じはずであり，実際に多くの場合，先発品から後発品に切り替えても問題はありません．薬局で後発品を勧められたら，アレルギーの出やすい体質など，よほどの理由がなければ変更していただいても良いでしょう．価格が先発品の約2〜5割程度なので，私も積極的に後発品を利用しています．ただし現実には，先発品から後発品に切り替えた後に効果が落ちたり副作用が出始めたりすることがあるので，切り替えた後はしばらく注意が必要です．そのため，膠原病治療薬の効果を確かめている期間は後発品に変更しないようお願いすることがあります．また，後発品への変更が薬局レベルで行われた場合，主治医が把握していない可能性があるので，切り替え後になんらかの不具合があった場合には主治医に伝えましょう．

第4章 ステロイド薬とは？

1）ステロイド薬（グルココルチコイド）は膠原病治療の基本薬

　ステロイド薬は強力な免疫抑制作用を持つホルモン薬であり，膠原病治療薬の中で最も使われている薬でしょう．より多くの量を投与するほど（用量依存的に）効果が高くなります．他の膠原病治療薬とは異なり，投与できる用量の選択肢の幅が広く，注射剤を使って大量に投与することもできます．たとえ強い炎症であっても，適切な量のステロイド薬を使用すれば，多くの場合は抑えられます．用量を的確に調整することで，**膠原病診療の多くの場面で効果を発揮する（有効性／確実性が高い）薬**と言えます．**即効性も高く，投与開始当日から効果を実感できることもあります**．比較的安価でもあるので，診療現場で非常に頼りになります．**はじめに十分量を用いて異常な免疫反応をしっかり抑え，その後に少しずつ減らしていく**という使い方が多いです．長期に使用することもあれば，症状が強くて困ったときなどに応急的に「短期間のみ投与」「受診時だけ注射で投与」といった使い方をすることもあります．

2）ホルモン過剰症に注意

　優れた有効性の反面，**膠原病治療薬の中で最も副作用が問題視されやすい薬**でもあります．ステロイドホルモン（グルココルチコイド）は，もともと体内で作られる生命活動に欠かせないホルモンの一つです．副腎という臓器から常に適量が産生されており，免疫系のみならず肝臓，腎臓，神経，骨，消化管，脂肪，筋組織などに作用することによって，体を健康に保っています．膠原病治療で大量に，あるいは長期にわたりステロイド薬を投与すると，過剰な量が全身に作用するため，易感染，糖尿病，不眠症，骨粗鬆症，むくみ，高血圧，筋萎縮，脂質異常症，肥満，満月様顔貌

（顔が丸くなる），皮下出血，血栓症，緑内障，白内障などのリスクを抱えることになります．家に火事が起きたときに水をかけすぎるとそれはそれで家を傷めてしまうようなイメージです．そのため，**ステロイド薬以外の治療薬が使用可能な膠原病の場合は，積極的に投与することでステロイド薬の必要量を最小限に抑え，可能であれば早めに中止**したいと医師は考えています．

3）ステロイド薬が必要なときは躊躇せず使用する

ステロイド薬の患者さんへの説明には十分な注意が必要です．伝え方を誤ると，副作用ばかりに意識が向き，必要な場合でも使用を拒否される可能性があるからです．たしかに多くの副作用のリスクはありますが，活動性のある膠原病は放置せずに治療しなければなりません（放置したほうが深刻な経過をたどります）．適切な用量と期間を設定することで，副作用を抑えながら病状を改善させることができます．また，副作用の一部は中止後も後遺症として残る可能性がありますが，多くは減量や中止に伴って問題にならなくなります．

4）ステロイド薬だけは何があっても忘れずに内服する

ステロイド薬が処方されたときに絶対に忘れてはならないのが，**自己判断での中止や減量をしない**ことです．継続中のステロイド薬を急に中止すると，膠原病が悪化するだけでなく，**副腎不全**という別の問題を引き起こす可能性があります．ステロイド薬を長期投与していると，副腎が「もう作る必要がない」と判断して，ステロイドホルモンの産生を停止してしまいます．投与量を徐々に減らしてから中止すれば，副腎は再びステロイドホルモンを産生できるようになりますが，突然中止すると，まだ産生できない状態のため，体に必要なホルモン量が確保できなくなり，体調不良を

引き起こします．これが副腎不全と呼ばれる状態です．重症の場合は，血圧や血糖値が低下して生命に関わる危険な状態になることもあるため，注意が必要です．

　飲み忘れが許されない薬なので，常に予備を持ち歩くようにしましょう．朝飲み忘れた場合は，昼でも夜でも，食後ではなくても，思い出したときにすぐに服用してください．副作用（感染症など）が出現しても，決して自己判断で中止しないでください．胃カメラや大腸カメラ検査の日も朝に内服します（念のため事前に主治医に確認しておきましょう）．朝だけでなく昼にも服用している場合は，検査当日は朝にまとめて服用しておくのが無難です．普段の外来受診日も，採血や検尿の有無にかかわらず，内服して来院してください．受診日の朝や昼にその他の薬を服用すべきかや，食事が可能かどうかについては，事前に主治医に確認しておくと良いでしょう．私の外来では，中性脂肪や血糖（血液型がB型またはO型の方はALPも）のような，食事の影響を受けやすい検査項目がある場合は絶食を指示することもありますが，基本的にはいつも通り食事も服薬も済ませてから受診していただきます．

5）薬にはいくつかの呼び名がある

　外来診療の現場では，医師は「ステロイド薬」と呼ぶことが多いですが，実際に処方されるのは「プレドニン®」や「プレドニゾロン®」といった薬です（表4）．ステロイド薬というのは薬の属性（カテゴリー）であり，この中にはさまざまな薬が含まれます．それぞれの薬の名前を「一般名」と呼びます．しかし，患者さんが実際に手にする薬の名前は「商品名」であり，一般名とも異なります．同じ一般名の薬でも，販売する製薬会社によって商品名は異なります．たとえば，一般名プレドニゾロンの場合，処方される薬（商品名）としてはプレドニン®やプレドニゾロ

ン®があります．後発品にはまた別の商品名がつけられますが，多くの場合「一般名＋製薬会社名」というように名付けられます．

第5章　狭義の免疫抑制薬とは？

1）効き方に個人差がある

　一般に「免疫抑制薬」と呼ばれるのは本カテゴリーの薬です．ほとんどの場面で効果が期待できるステロイド薬とは異なり，**効き方（有効性）には個人差がある**ので，せっかく投与してもまったく効かないことがあります．後述する分子標的薬や免疫調節薬もそれは同じです．**患者さんに合う（有効でありながら副作用がない）薬**を前もって予測できれば良いのですが，今のところそれはできません．実際に薬を投与してみなければ，患者さんに合っているかどうかの判断はできないのが実状です．また，「効く（有効）」「効かない（無効）」の二択ではなく，「少し効く」「まあまあ効く」こともあります．このように，病状のすべてではなく一部を改善させるという場合は**「部分的に効く」**と言います．用量を増やすほど効果が増す傾向はあるものの頭打ちになりやすく，その一方で副作用のリスクが高まることもあり，原則としてステロイド薬のように大量に投与するという使い方はしません（例外はあります）．そのため，用量の選択肢の幅は狭いです．**はじめから定められた量を使い続けることもあれば，副作用に注意しながら何段階かに分けて増量することもあります．**

　ステロイド薬は即効性が高いのに対して，本カテゴリーの薬は**効果が出るまでに長ければ1〜3か月ほどかかります**（1か月以内に効果が出ることもあります）．増量するタイプの薬だと，増やすたびに有効性と安全性のチェックをしなければならないので，その薬が合っているかどうかを見定めるにはそれ以上の期間が必要です．多少なりとも効果が得られ，副作用が生じていなければ，その薬は継続します．その上で，まだ病気の勢いが残っている場合は，また別の薬を加えます．「無効」と判断したら，その薬は中止して他の薬を加えることになります．

2）開始・増量後1～3か月間はとくに副作用に注意する

　免疫細胞の働きを抑えるので，易感染のリスクがあるのはもちろんですが，免疫細胞以外の細胞にも毒性を発揮することによって，皮疹，肝障害，腎障害，骨髄抑制などが生じる可能性もあります．ではどのような症状が出たときに副作用を疑うべきなのでしょうか．薬によって副作用が異なるので一概には言えませんが，**発疹，むかつき，食欲不振，だるさ（倦怠感），発熱，黄疸（皮膚が黄色くなる），顔面蒼白，むくみ，息苦しさ，不自然な体重減少**といった症状を自覚したり，周囲から指摘されたりした場合には，投与を速やかに中止すべきかもしれません．薬を開始／増量して1～3か月以内に出現することが多いので，この期間はとくに注意します．自覚症状がなくても，**気づかないうちに肝障害，腎障害，血球減少などが出現していることもあるので，3か月以内は2～4週間隔での受診と血液検査（±尿検査）**が必要です．治療に不可欠な薬の場合には，自己判断での中止が許されないこともあるので，副作用を疑ったときに自己判断で中止して良いものかを，事前に主治医へ確認しておきましょう．中止してその症状が良くなれば副作用だと認定し，今後使用してはならない「禁忌薬」に位置付けます．多くの副作用が3か月以内に出現しやすいのに対して，易感染は投与している間ずっと続きます．そして，頻度は下がるものの，感染症以外の副作用が4か月目以降に出てくることもあるので，治療中は定期的な検査が欠かせないことをご理解ください（検査の頻度は医師が総合的に判断します）．

第6章　分子標的薬とは？免疫調節薬とは？

1) 分子標的薬とは？

　分子標的薬は，21世紀になって本格的に発売されるようになった薬です．免疫に関わる細胞や物質はさまざまですが，そのうちの一つの働きを，ピンポイントながらも強力に抑える薬です．膠原病の病態である異常な免疫反応がどのように形作られているかは病気ごとでも患者さんごとでも異なりますが，病態に深く関わる細胞や物質を標的とする分子標的薬を選択できれば，驚くほど劇的に病状が改善します．おかげで関節リウマチを中心に，**膠原病の治療成績が大幅に向上**しています．現在も新薬のほとんどが本カテゴリーの薬です．注射剤である「生物学的（バイオ）製剤」が主力ですが，経口薬である「JAK阻害薬」なども続々と登場してきています．

　いずれも**効果には個人差があるものの，狭義の免疫抑制薬と比べて即効性が高い**傾向があります．狭義の免疫抑制薬と同様に，**易感染やその他の副作用に注意を要します**．はじめから定められた量を使い続ける薬が多いですが，はじめだけ多めに投与して治療に勢いをつけてから（ローディングと呼びます）定められた量に切り替える薬もあります．

　残念なのが，**非常に高額**である点です（表5）．少しずつ薬価が引き下げられているものの，診療現場では，高すぎて使用できないという患者さんも少なからずおられます．ただし，膠原病の多くは国の定める指定難病に該当するため，一定の基準を満たせば医療費の助成が受けられる可能性があります．関節リウマチは原則として対象外ですが，全身に炎症が広がるような重症型の場合は対象となることがあります．該当する場合は主治医から案内があるはずですが，念のため一度確認しておくと良いでしょう．

2）免疫調節薬とは？

　免疫を「調節」することで作用を発揮します．免疫「抑制」作用はなく，他の治療薬（広義の免疫抑制薬）と比べて，良くも悪くもマイルドです．有効性に個人差がある上，効果が出るまでに時間がかかる点は狭義の免疫抑制薬と同様です．はじめから定められた量を使い続ける薬が多いです．皮疹，肝障害などの副作用に（とくに開始後の数か月間は）注意が必要ですが，**易感染にならない点は他の膠原病治療薬にはない大きな利点**です．膠原病診療全体で見ると使用できる場面は限られる（使用が認められている病気が少ない）ものの，**使用可能な場合は，積極的に用いることで少しでも広義の免疫抑制薬の出番を減らしたい**ところです．

第7章　膠原病治療の流れ
　　　～「ステロイド薬中心の治療」の場合～

1）治療内容は一定ではない

　免疫系は複雑なシステムなので，その異常のあり方も多様です．さまざまな膠原病疾患があるだけでなく，たとえ**同じ病気でも，患者さんごとで病状や薬の効き方が異なります**．そのため，診察や検査をして診断がつけば，自動的に長期にわたる治療方針がすべて定まるというわけではありません．診療ガイドラインなどによって病気ごとに治療指針の大枠は示されていますが，実は治療の選択肢の幅はかなり広いです．そこで大事なのが，**治療の経過（薬に対する病気や体の反応）を見ながら最適な治療内容に近づけていく**ことです．膠原病治療の全体像をご理解いただくために，架空の患者さんの経過図（図4，5）を用いて治療の流れを紹介します．

　治療は，寛解導入療法と維持療法の2段階で構成されます．まず，**病気の勢い（活動性）を抑え込む治療である「寛解導入療法」を行い，寛解（病気の活動性が完全に抑えられた状態）を達成します．その後，寛解を維持する治療である「維持療法」に移ります**．免疫抑制療法は，ステロイド薬を主軸にする場合（図4）と，そうでない場合（図5）に大別されるので，それぞれ解説します．

2）「ステロイド薬中心の治療」を選択するとき

　膠原病は，病状によっては速やかに活動性を制御しなければ，生命に危機が及ぶことがあります．治療が遅れると，たとえ治療に成功したとしても後遺症が残ることもあります．このような懸念がある病状の場合，確実性かつ即効性のあるステロイド薬を中心とした治療を行います．また，他の薬よりも明らかに効果的だと予想される病状の場合にステロイド薬を用

いることになります．

3)「ステロイド薬中心の治療」における寛解導入療法の流れ

　寛解導入療法では，まず十分な量のステロイド薬を投与します（図4-①）．通常は内服薬を用いますが，大量の投与が必要なときは点滴薬を用います．治療の反応が乏しければ，途中で増量することもあります．ひとたび活動性を深く抑えることができればステロイド薬の必要量が減るので，減量を始めます（図4-②）．十分量のステロイド薬を投与しても活動性を完全に抑えられなければ（寛解に至らない場合），他の膠原病治療薬を追加します（図4-③）．それでもなお不十分なときは，複数の薬を追加することもあります．ステロイド薬だけで抑えられる場面でも，別の薬を早々に加えておくことがあります（むしろ，そのほうが多いかもしれません）．より確実に活動性を抑えられることに加え，寛解導入後のステロイド薬の減量に際して再燃のリスクを減らせるからです．ただしその場合，良くも悪くも免疫抑制作用が強化されるため，副作用のリスクが増すことと，追加した薬がどれだけ効果を発揮しているかの判断が難しいという問題があります．

　ステロイド薬を大量に使用する場合，入院が必要です（図4-④）．有効性（効果の有無）をこまめに確認しなければならない上に，感染症，糖尿病，高血圧などの副作用への迅速な対応が必要になることがあるからです．膠原病が寛解に至り，その上でステロイド薬がある程度減量できた時点で退院が可能になります．治療開始から退院までの期間は，病気の種類や病状によっても異なりますが，大きなトラブルなく順調に経過した場合の相場は，数週間〜2か月程度でしょう．

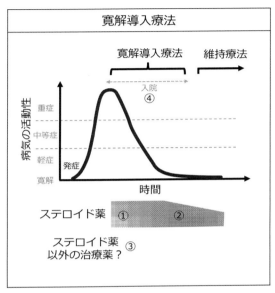
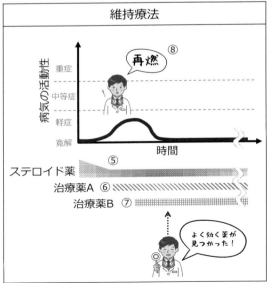

図4 「ステロイド薬中心の治療」の一例

4）ステロイド薬の減量スピードについて

　ステロイド薬を減らすときに医師が注意を払うのが，減らすスピードです．どのような病状なのかによって，「これくらいの量ではじめて，これくらいのスピードで減らす」という基準はありますが，開始した薬の有効性と安全性の結果や，もともとの体の状態によっても調整がなされます．患者さんの立場だと，ステロイド薬を開始して体調がすっかり良くなったにもかかわらず減量スピードがゆっくりだと，「もっと早く減らしてくれれば早く退院できるのに」と，もどかしい思いをされるかもしれません．ところが，たとえ自覚症状が改善していたとしても，活動性が順調に低下しているとは限らないのです．また，順調に活動性が低下していたとしても，副作用を気にするあまり，あるいは退院を急ぐあまりに，標準的なやり方よりも早くステロイド薬を減らすことで再燃してしまうケースがあることを医師はよく知っています．そのため，経過がどれだけ良くても，可能な限り標準的な減量スピードを守るのが一般的です．

5）「ステロイド薬中心の治療」における維持療法の流れ

　寛解導入療法がうまくいったら，維持療法に移ります．**維持療法は，ただ「同じ薬を続けて寛解を維持する」だけではありません．ステロイド薬を 1mg でも減らせないものかを模索します**．ステロイド薬の減量を進める中で再燃の徴候が見られたら，ステロイド薬の減量をやめる（図4-⑤）と同時に，別の薬を追加します（図4-⑥）．図4ではステロイド薬の減量が先行していますが，前述のように，再燃を予防するために事前に加えておくこともあります．どの薬を追加するかは，医師が総合的に判断します．適切な量を用いても効果が得られない場合や副作用が生じた場合は他剤に変更します．不十分ながらも効果が得られている（部分的に有効である）場合は，中止せず継続しながら次の薬を加えることが多いです（図

4-⑦).追加した薬の効果を待つゆとりがないほど活動性が高くなったときなどは,再燃する直前の用量あるいはそれ以上の用量へステロイド薬を増量することもあります(図4では増量せずに解決できています).最終的にはステロイド薬の投与量を最小限に留めたいので,追加した薬によって再び寛解に戻せたらステロイド薬の減量を再開することもあります(図4ではさらなる減量は試みていません).ステロイド薬以外の薬の種類が豊富になってきたおかげで,最近は減量どころか中止を目指すことも増えています.図4のような形で,**ステロイド薬以外の有効な薬を見つけることができれば,将来的にステロイド薬の減量や中止,ひいては副作用や再燃のリスク低下につながります**.医師としての喜びや充実感を味わえる場面なので,患者さんの前でもつい喜んでしまうことがあります(反省).

「再燃」は検査結果などをもとに医師が総合的に判断します(図4-⑧).自覚症状がなくても再燃の徴候が出ていることがあるので,患者さん目線ではいつもと変わりないのに,薬が増量・追加・変更されることがあります.再燃した場合,活動性が中等症以上であれば,入院して再度の寛解導入を行うこともあります.再燃を早期(軽症のうち)に発見できた場合は,外来での薬剤調整で対処できることが多いです.

以上のように,**維持療法ではステロイド薬以外の薬を駆使して少しでもステロイド薬の必要量(投与量)を減らす(可能ならば中止する)ことを目指します**.それが実現すれば,そこから先は「維持療法が完成した」とみなして同じ治療を継続することになりますが,引き続き再燃や副作用のリスクはあるため,定期的な診察や検査が必要です.

第8章　膠原病治療の流れ
　　　～「ステロイド薬を積極的に使わない治療」の場合～

　膠原病の種類や病状によっては，ステロイド薬以外の薬で治療を行うことがあります．関節リウマチも通常はこちらのスタイルです．ステロイド薬以外の薬はどれが有効かを事前に予測することはできないので，使用しながら薬の有効性と安全性を見定めます．効果が現れるまでに時間がかかることが多いので，痛みなどの症状が強くてすぐに抑えたい場合は，効果が現れるまでの間，少量のステロイド薬を併用することもあります．

1)「ステロイド薬を積極的に使わない治療」における寛解導入療法の流れ

　寛解導入療法は通常，「狭義の免疫抑制薬」あるいは「免疫調節薬」で開始します（図5-①）．治療薬の選択は医師が総合的に判断します．1剤目（図5の治療薬A）だけでは活動性が抑えきれない場合，別の薬を追加して治療を強化します（図5-②）．2剤目（図5の治療薬B）以降は「分子標的薬」も選択肢に含まれます．2剤目追加後も活動性が残る場合は3剤目以降を加えることもあります．分子標的薬同士の併用は認められていないので，別の分子標的薬を加える場合は既存のものを中止します．1剤目が明らかに無効な場合は中止しますが，部分的にでも有効な場合は，たとえ2剤目以降がよく効いていても，ひとまず1剤目は中止せずに継続します（図5-③）．それよりもまず，寛解に至ったらステロイド薬の減量・中止を目指します（図5-④）．大量のステロイド薬を使用しないため，本治療は通常（入院ではなく）外来診療で実施されますが，例外もあるので主治医の判断に従うのが良いでしょう．

膠原病診療に関わる医学的知識

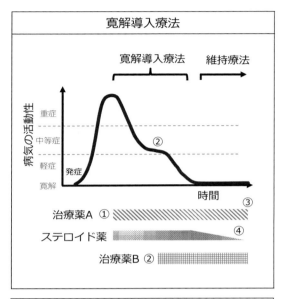

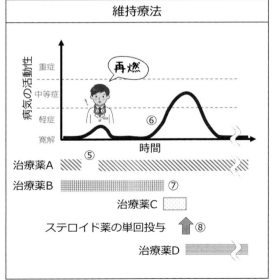

図5 「ステロイド薬を積極的に使わない治療」の一例

2)「ステロイド薬を積極的に使わない治療」における維持療法の流れ

　維持療法では，ステロイド薬以外の治療薬も（感染症などのリスクを減らすために）可能な範囲での減薬が望まれます．寛解が続く場合は経過を振り返り，有効性が確信できていない薬があれば減量・中止を試みることがあります．図5のように，部分的には効果があることがわかっていても，あとで加えた薬がよく効いている場合は，減量・中止が可能かを検討することがあります（図5-⑤）．中止後，再燃したため，速やかに再開したところ再び寛解に戻っています．再燃の発見が遅れて重症化すると，中止した薬を再開するだけでは改善しないことがあるので，再燃したことを早く察知することが大事です．治療に難渋してきた過去がある場合などは，このような減薬の挑戦を無理に行わないこともあります．また，治療内容を変えていなくても再燃することがあります（図5-⑥）．理由はさまざまですが，「これまで有効だった薬が無効化する」こともあります．図5では「治療薬Bが無効化したとみなして治療薬Cに切り替えた場合」を例示しています（図5-⑦）．追加した治療薬Cが無効だったので，中止して治療薬Dに切り替えています．治療薬Cを試している間に活動性が高くなってしまったため，一度だけレスキューとして（症状緩和や治療に勢いをつける目的で）ステロイド薬の注射を行っています（図5-⑧）．再燃時に明らかな誘因（体の酷使など）があり，それが一過性のものであれば，一度のステロイド薬の注射だけで寛解に戻ることもあります．試行錯誤を経て，**有効性が確認できた（ステロイド薬以外の）薬だけで構成される必要最小限の治療（過不足のない治療）で寛解の維持ができるようになれば，「維持療法の完成」と言えます．**

　維持療法の完成後は，原則として同じ薬を続けることになりますが，この場合でも再燃や副作用のリスクはゼロではないため，やはり定期的な診察や検査が必要です．また，この時点での治療薬に（高額薬である）分子

標的薬が含まれる場合は，患者さんとご相談の上，経済的負担を念頭に置きつつ，さらなる調整（分子標的薬の減量や他のカテゴリーの薬への切り替え）を試みることもあります．調整に成功することもありますが，再燃して分子標的薬を増量・再開しなければならないこともあるため，挑戦したい場合は十分に主治医とご相談いただく必要があるでしょう．

第9章　入院で行うこと

　入院は患者さんにとって大きな負担です．外来で入院をお勧めしても，患者さんの事情（子育て，仕事，配偶者や親の介護，ペットの世話など）から入院が難しいことがしばしばあります．お気持ちは痛いほどわかりますが，それでも私たちは，必要と判断したら入院を勧めなければなりません．そのまま無理を続けると，今よりも困った状況になることが経験的にわかるからです．そもそも医師が「入院が必要」だと判断するのはどのようなときなのでしょうか．

1）ステロイド薬中心の治療（寛解導入療法）の目的

　第7章3）で述べたように，大量のステロイド薬を使う場合は入院していただきます．入院によって感染症のリスクを減らしたいという思いもあります．

　また，入院管理によってきめ細かく経過を見ることによって，**より高い精度で病状を把握し続けておきたい**という側面もあります．たとえば，発熱などの症状が現れたときに，感染症によるものか，あるいは膠原病によるものかがわからないことがあります．診断を誤ると病状が悪化する恐れがあります．また，自覚症状が改善して一見経過良好に見えるものの，実は膠原病の活動性が残っていて，そのことに気づかずにステロイド薬を減量して活動性が増悪してしまうことがあります．これらのリスクを少しでも減らすためには，入院による経過観察を行う必要があります．

2）診断目的

　全身疾患である膠原病が疑われる場合，体のどこに，何が，どの程度の悪さをしているかを正確に評価しなければなりません．時間の限られる外

来診療でその作業を進めるのは困難ですし，患者さんとしても検査のために繰り返し通院するのは大変です．病状が重く，外来で日数をかけて検査を進める時間がない場合や，外来では実施しにくい検査が必要な場合もあります．そのため，外来での診断作業が難しいと判断したときは入院をお勧めします．

　ここで，膠原病の診断の難しさ（診断に時間がかかりやすい理由）について触れておきます．**膠原病で見られる症状には発熱，関節痛，皮疹などがありますが，これらの症状が出る病気は膠原病以外にもあります**．そのため，現れている症状や検査所見から膠原病を疑ったとしても，それだけでは診断できません．膠原病以外の病気によって症状が出ている可能性があるため，膠原病以外の原因がないことも同時に確認しなければなりません（これを除外診断と呼びます）．そのためには，現れている所見だけではなくて，現れていない所見の情報も集める必要があります．ところが，一般に「ないことを証明する」のは難しく，「悪魔の証明」と呼ばれることもあります．膠原病診療でも，膠原病以外の病気がないと断言しにくいこともあります．

　また，**膠原病は発病した途端に，診断のために必要な症状や検査所見が揃うわけではありません**．診断可能なレベルまで病気が成熟するまでにしばらく時間がかかることがあります．発病して間もなく受診した場合，たとえ入院による精査が行われたとしても，膠原病だと診断できないことがあります．逆に，膠原病だと診断していても，時間の経過とともに実は別の病気だと判明することもあります．「後医は良医」にはいくつかの意味合いがありますが，時間が経過するほど診断の精度が高くなりやすいというのは膠原病領域も同様です．

第10章　病勢マーカーを理解する

1）病勢マーカーとは

　病気の勢い（強さ）のことを「病勢」または「疾患活動性」と呼び，その指標となる症状や検査所見のことを病勢マーカーと呼びます．膠原病の治療の目標は，病勢がない状態（寛解）または病勢が弱い状態（低疾患活動性）を実現・維持することです．そのためには，病勢を正確に評価する必要があります．**病勢マーカーは病気によって異なり，同じ病気でも患者さんごとで異なる場合があります**．治療を開始すると何が病勢マーカーかがわからなくなるため，治療開始前に個々の患者さんの病勢マーカーを見定めておく必要があります．

2）膠原病とその他の病気の病勢マーカーの違い

　まず，膠原病以外の病気の病勢マーカーの話をします．肺炎，胃潰瘍，腸炎，心臓病，腎臓病などといった，体の特定の臓器の病気の場合，その臓器ならではの症状が現れます．たとえば，肺炎の場合は咳や痰，胃潰瘍の場合は胃の痛み，心臓病の場合は胸痛などが挙げられます．その臓器に特化した検査を行えば，病気の評価に必要な情報のほとんどを得ることができます．臓器の症状に加えて，全身症状が出ることもあります．肺炎の場合は発熱や倦怠感，胃潰瘍の場合は食思不振や体重減少，心臓病の場合はむくみや体重増加，といったものです．これらのすべてが病勢マーカーとなります．この他にも，高血圧症の場合は血圧の数値，糖尿病の場合は血糖値，がんの場合は組織検査や画像検査のように，病勢を見定めるための決め手と呼べるものがあります．そのため，疾患活動性の評価に悩むことはそれほど多くないと思います．

　ところが，膠原病の原因である免疫系の異常は，診察や検査で直接的に

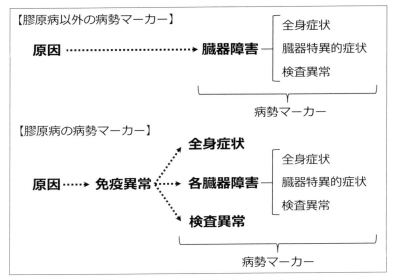

図6 膠原病とその他の病気の病勢マーカーの違い

その状態を観察することができません．そのため，**免疫異常自体ではなく，その結果生じた全身症状，各臓器障害，検査異常の情報を集めることによって，免疫異常の状態を推し量る**ことになります（図6）．情報は多いほうがその精度が高まるため，膠原病診療ではどうしても検査が多岐にわたる傾向があります．

3）膠原病の病勢マーカーについて

膠原病の病勢マーカーを，観察する側の視点で整理してみます（図7）．全身症状は自覚症状と身体所見に分けられます．臓器障害は自覚症状と身体所見と検査所見に分けられ，検査異常は検査所見に区分されます．これらのうち，医師がその情報を読み取るのが得意なのは身体所見と検査所見です．もちろん，自覚症状も問診で聴取しますが，どのように感じて

いるのかはその当事者が一番よく知っています．そのため，病勢マーカーのすべてを把握するためには，患者さんのご協力が欠かせません．身体所見もご自身で気づくことが多いものの，医学的な知識がないため，小さな変化を見逃してしまうことがあります．

　膠原病によって生じる代表的な全身症状，各臓器障害に由来する症状，検査異常を表6にまとめています．これらの症状が，膠原病によって生じた場合はすべて病勢マーカーだと判断します．症状が多彩であるため，何か体に不具合があったときに「膠原病ではないか？」と思って調べると，何かしらの膠原病疾患の症状に該当することが多いと思います．しかし，これらの症状や検査異常は，いずれも膠原病以外の病気で生じることがある点にはご注意ください．

4）病勢マーカーの注意点

　病勢マーカーだと見定めた項目であっても，将来にわたり常に疾患活動性と連動するとは限りません．たとえば，膠原病によって腎臓の障害が生じた場合，治療によって膠原病の活動性が低下すると，通常は腎障害も改

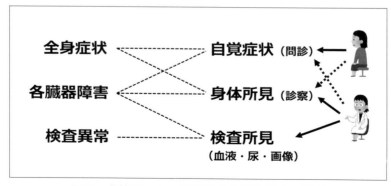

図7　病勢マーカーを観察する側の視点で整理

表6 膠原病の代表的な病勢マーカー

全身症状	・発熱,だるさ,体重減少など
各臓器の症状	・関節（痛み,腫れ,こわばりなど） ・皮膚・粘膜（発疹,口内炎,潰瘍など） ・肺（咳,呼吸苦,胸痛など） ・神経（しびれ,筋力低下,抑うつ気分,頭痛など） ・消化管（下痢,腹痛,胸やけ,便秘など） ・眼（視力低下など） ・耳・鼻（鼻炎,聴力低下など）
検査異常	・血液（CRP,血球数,腎機能,肝機能,筋逸脱酵素,フェリチン,補体,抗DNA抗体など） ・尿（尿蛋白量など） ・画像（単純X線,CT,MRI,エコーなど）

善します．しかし，炎症による組織の損傷が進行してしまった場合，たとえ活動性が落ちついても後遺症として腎障害が残るため，腎臓関連の所見が病勢マーカーとしては使えなくなります．また，薬の副作用などの別の理由で腎障害が生じることもあります．病勢マーカーの意味するところは，他の情報も参考にしながら総合的に判断しなければなりません．

　もちろん，病勢マーカーの見定めや評価は医師の仕事ですが，できれば**患者さんにもご自身の病勢マーカーの項目を把握しておいていただきたい**と思っています．どのような症状や検査項目が病勢マーカーなのかを理解しておけば，必要な検査がしばらく実施されていないときに医師に催促できますし，該当する自覚症状が出てきたときに「次回の受診日まで待たずに早めに受診しよう」と判断できるようになります．項目がわからない場合は主治医に一度確認しておくと良いかもしれません．

外来通院学Ⅰ
～日頃から心がけておきたいこと～

第 11 章　薬の飲み忘れに注意する

1）膠原病治療では複数の薬を使うことが多い

　膠原病の治療では，膠原病治療薬だけではなく，ステロイド薬の副作用を予防する薬（骨粗鬆症治療薬など）や症状を和らげる薬（鎮痛薬など）なども一緒に使うことがあります．多くの薬を使うことに抵抗を感じるかもしれませんが，治療がうまくいけば減らせるので，それまで辛抱していただく必要があります．高齢者の場合，持病に対してもともと薬を使っていることもあるでしょう．そのような場合に問題になりがちなのがポリファーマシーです．「多剤併用」を意味する用語であり，複数の薬を服用しているために（相互作用によって）副作用が生じたり，きちんと服薬できなくなることで病気が悪化したりする状態を指します．明確な定義はないものの，5～6種類以上の薬を同時に服用していることが，ポリファーマシーの一つの目安とされています．膠原病内科医はそのことを十分に自覚しているので，チャンスがあれば薬を減らしたいと考えています．そのような医師が処方する薬ですので，たとえ数が多くてもすべて必要な薬だとご理解いただきたいと思います．

2）きちんと薬を続けなければならない理由

　膠原病治療薬の飲み忘れがあるとどのような問題があるのでしょうか．**薬の量が不足することによって病気が再燃・悪化する可能性が高くなるのはもちろんですが，その薬に対する有効性の評価が不正確になる**という懸

念もあります．飲み忘れたことを医師が知らなければ，薬の効果が見られないときに「薬自体に効果がない」と誤った判断をくだしてしまうことになります．原則として，いったん無効だと判断した薬を同じ患者さんに再度使うことはないため，誤って無効だと判断してしまうと貴重な薬の選択肢を一つ失うことになります．もし仕事や子育てなどで**頻繁に飲み忘れてしまうことがあった場合は，包み隠さず伝えるようにしましょう**．患者さんにとって最適な膠原病治療薬を見つけ出すのは膠原病内科医の重要な仕事ですが，薬の評価を正しく行うためには患者さん側のサポート（きちんと服薬する・飲み忘れたときは報告する）が欠かせないことをご理解ください．

3）薬の予備を持っておきましょう

自然災害はいつどこで起きるかわかりません．2017年に私の生まれ故郷である大分県津久見市が台風18号による水害に遭い，決して他人事ではないことを痛感しました．実際にこのとき被害に遭った方々は，しばらく受診どころではなくなり，服薬が途絶えたために体調を崩して入院を余儀なくされる方もいらっしゃいました．**すべての薬を，予備として1週間分は多めに持っておくよう**私は勧めるようにしています．処方の変更があった場合に多少無駄になる可能性はありますが，いざというときに備えるほうが大事だと思っています．飲み忘れが許されないステロイド薬などは，自宅だけではなく仕事場などにも予備を置いておき，自宅で飲み忘れてもすぐに内服できるようにしておきましょう．

第12章 「感染に注意して」に込められた意味を理解する

1）感染症の考え方

　感染症とは，体の外から細菌，ウイルス，真菌といった病原体が侵入することによってなんらかの症状が出る状態のことを指します．病原体は異物なので，排除するために免疫系が発動して炎症反応が起きます．そのおかげで病原体をやっつけることができるわけですが，同時に現場の組織（臓器）が炎症によってダメージを受けてしまいます．したがって，感染症によって生じる症状の多くは，病原体そのものというより，むしろそれに対して働く炎症反応によるものだと言えます．病原体が侵入する部位によって症状は異なります．空気中のウイルスなどが口や鼻から侵入した場合は，上気道（鼻からのどの奥あたり）に炎症が生じます．奥まで侵入すると下気道（気管から肺）に炎症を起こします．病原体を含む食べ物を摂取すると腸炎を起こしますし，尿路から侵入すると膀胱炎や腎盂腎炎を起こします．速やかに病原体を排除して炎症反応がおさまってくれたら良いのですが，長引くと体がダメージを受けるため，必要に応じて細菌を殺す薬である抗菌薬（抗生物質）や抗ウイルス薬を用います．

2）感染症が起きやすい体の部位

　感染症が起きる体の部位として多いのは，体外から体内（あるいは体内から体外）への通り道である上気道，下気道，消化管，尿路（膀胱，腎）です．体の表面を覆う皮膚は常に外界に晒されており，怪我をしたり乾燥で皮膚が弱ったりしてバリア機能が弱ると，病原体の侵入を許してしまいます．**上気道，下気道，消化管，尿路，皮膚が感染症の好発部位**であることを理解するのは感染予防の第一歩だと思います．

3）病原体が体内に侵入するのを防ぐ

　感染症予防の基本はなんといっても，**病原体が体内に侵入するのを防ぐ**ことです．病原体の侵入経路として多いのは鼻や口なので，ご存じの通り，うがい，手洗い，マスク着用が効果的です．帰宅時にはスマホをきれいにするのも忘れてはなりません．消毒は有効ではあるものの，それだけでは不十分なので，あくまでも補助的なものと考えましょう．当然のことながら，時間の経った食べ物，つまり病原体が潜んでいる可能性が高い食べ物を摂取することは避けなければなりません．また，ウイルス感染症の流行期は，できるだけ人混みの中に入ることは避けましょう．同居の方が上気道炎や腸炎を起こした場合，お互いがマスクを着用するのに加え，可能なら別の部屋で過ごし，タオルの共有も避けましょう．空気が乾燥すると皮膚や粘膜を弱らせてバリア機能を低下させ，ウイルスも飛散しやすくなるため，部屋を加湿するのが有効です．マスクにも上気道の加湿効果があります．空気清浄機は補助的なものと考えましょう．怪我をしないよう心がけるのも大事です．怪我をしたらしっかり洗浄を（可能なら消毒も）行い，傷が塞がるまで清潔を保つ（病原体の侵入を防ぐ）ためにガーゼや絆創膏などで覆います．治りが悪かったり化膿したりするなら早めに皮膚科や外科を受診しましょう．

4）日常的にトイレを我慢するのは厳禁

　行きたいときにトイレに行けない環境だと，膀胱炎のリスクが高まります．私も外来診療の日はぎりぎりまでトイレを我慢するので痛いほど気持ちはわかりますが，とくに解剖学的にリスクが高い女性は避けなければなりません．トイレの回数を減らすために飲水量を制限する方もおられますが，尿の濃縮や停滞によって感染リスクが高まります．尿路感染は，一度起こすと繰り返しやすくなることもあります．尿路感染歴がある方は，尿

意を感じたらすぐに，あるいは尿意を感じなくても定期的にトイレに行くと良いでしょう．また，便秘になると腸内で大腸菌が増殖したり膀胱を圧迫したりすることで尿路感染のリスクが高まるので注意が必要です．

5）ワクチンを活用する

　生ワクチンでなければ免疫抑制療法中でもワクチンの接種が可能です．インフルエンザウイルス，肺炎球菌，帯状疱疹などのワクチンは生ワクチンではないので，上手に活用したいところです．投与中の膠原病治療薬によっては，接種するタイミングなどに配慮すべき場合があるので，接種の可否も含めて念のため主治医に確認しておきましょう．

6）体力を維持する

　適切な生活習慣によって体力を維持することは感染症対策のみならず膠原病の管理の上でも欠かせません．可能な限り規則正しく健やかな生活を心がけたいところです（自戒も込めて・・・）．

第 13 章　検査結果との向き合い方

1) 過去との比較が大事

　血液検査や尿検査で異常値（正常範囲ではない数値）が出た項目すべてが治療の対象となるわけではありません．検査結果の解釈は意外と難しく，病的意義の有無を見定めるためには病歴，身体所見，他の検査所見を含めた総合判断が必要です．中でも参考にすべきなのが，過去の検査結果です．データを時系列で見ることによってはじめて，検査結果の意味がわかることも多いです．治療（薬）の影響も考慮に入れる必要があります．つまり，**検査結果の評価の精度を上げるためには，過去のデータと治療経過の情報が不可欠**だと言えます．ただし，必要な情報が揃えられたとしても，その時点では結果の意味を絞り込めず，その後の経過を見ることでようやくわかることもあります．

2) 検査結果自体より医師の説明を優先する

　前述の通り，一回分の検査結果だけを見て，その本質を見極めるのは医師にも難しい作業です．もらった結果を見て，異常値を示す項目が多いと不安になるかもしれませんが，医師から「問題ない」と言われたのであれば，あまり気にしないことをお勧めします．すべての異常値に関して説明が行われるのが理想的ではありますが，必ずしも実践できていないのが実状だと思います．検査結果の解釈は総合的になされるものであり，その根拠はどうしても専門性の高い内容になるため，患者さんに理解していただけるように説明するとなると，かなりの時間と労力を要します．そのため，外来診療では，医師が患者さんに伝えるべきだと判断した情報に絞ってお話しすることになります．どうしても気になる場合は，次の受診時に医師に質問して，不安を解消するようにしましょう．

3）時系列で見て変化がないかをチェックする

　検査結果の解釈は基本的に医師に任せるのが良いと思いますが，自分でも確認したい場合は，**過去の数値と比較して変化が生じていないか**をチェックしてみましょう．医師ももちろん確認していますが，どうしてもヒューマンエラーは起こり得ます．とくに，結果が正常範囲であった場合，以前と比べて数値に有意な変化が生じていたとしても，見逃してしまう可能性があります．過去と比較する作業ならば，専門的知識がなくても可能です．検査値は血圧のように測定する度に変動することもあるので，過去との比較で変化があれば必ず病的意義があるというわけではありませんが，「変化の度合いが大きい」「直近の数値との変化はわずかでも以前からその傾向が続く」といった場合は注意が必要なので，主治医に確認してもらいましょう．時系列で数値をチェックする場合は，検査結果を時系列表示で印刷してもらうと作業が楽になるので，診察時にお願いするようにしましょう．

第 14 章　健診と検診の考え方

1）膠原病診療での定期検査の内容と頻度

　膠原病診療では，膠原病の活動性評価に加えて，薬物療法の安全性モニタリングのための定期的な検査が欠かせません．使用する薬，病気の種類，患者さんの状態によって必要な検査の内容や頻度は異なりますが，日本リウマチ学会ホームページで閲覧できる「関節リウマチにおけるメトトレキサート使用と診療の手引き 2023 年版（簡易版）」（https://www.ryumachi-jp.com/publication/pdf/MTX2023_kannibann_final.pdf）が一つの目安になります（メトトレキサートは関節リウマチ治療で頻用される薬です）．専門的な内容なので読み飛ばしていただいて結構ですが，以下に要点を列挙します．「血液・尿検査は投与開始後あるいは増量後，3 か月以内は 2 〜 4 週ごとに行うのが望ましい」「検査項目として，末梢血検査（白血球分画，MCV 含む），炎症マーカー（CRP，赤血球沈降速度），生化学検査（総ビリルビン，AST，ALT，ALP，γ-GTP，LDH，アルブミン，Cr，BUN など）および尿一般検査（蛋白，潜血，糖）を実施する」「投与量が安定した後は，検査間隔を 4 〜 12 週ごとに延長することも可能」「胸部・関節単純 X 線検査は年 1 回程度施行する」とされているため，関節リウマチ患者さんはこれに近い形で検査が実施されていることでしょう．メトトレキサート以外の薬を使用する際には，その薬の特性に応じたモニタリングが必要ですが，その場合も上記の検査内容を基本型として，多少の調整が加えられるのが実状だと思います．ステロイド薬使用時は，血液検査項目に血糖や脂質を加え，年 1 回程度の骨密度測定や眼科検診を加えることになります．

2）健診を受けるべきか

　日本医師会によるがん検診のホームページによれば，健診は「健康かどうか，病気の危険因子があるかどうかを確かめること」，検診は「ある特定の病気にかかっているかどうかを調べるために診察・検査を行うこと」とされています．健診には「定期健康診断（一般健診）」と「特定健康診査（特定健診）」があります．一般健診は，労働安全衛生法の定めによりすべての労働者への実施が義務付けられているもので，「身体計測（身長，体重，腹囲），視力・聴力検査，血圧測定，貧血検査（血色素量および赤血球数），肝機能検査（GOT，GPT，γ-GTP），血糖検査（空腹時血糖，HbA1c），脂質検査（HDLコレステロール，LDLコレステロール，中性脂肪），尿検査（蛋白，糖），胸部単純X線検査，心電図検査」が年1回行われます．メタボ健診とも呼ばれる特定健診では，メタボリックシンドロームのリスクをチェックし，その内容を踏まえて運動習慣や食生活，喫煙といった生活習慣を見直すための特定保健指導を行うことで，生活習慣病の予防や改善につなげます．対象は40歳以上75歳未満の医療保険加入者であり，検査内容は一般健診とほぼ同じですが，（医師が必要だと判断した場合は）腎機能検査（クレアチニン，eGFR）や眼底検査も行われます．

　これらの健診の検査項目の多くは，膠原病診療で定期的に実施される検査に含まれています．「身長・体重の計測」「血圧測定」「血糖・脂質検査」は上記のメトトレキサート使用時の検査項目には含まれていませんが，実臨床では年一回は測定されることでしょう．つまり，膠原病患者さんがわざわざ健診を受ける意義があるとすれば，「視力・聴力検査」「腹囲計測」「心電図検査」（および必要時に実施される「眼底検査」）に限られます．主治医がこのことを理解した上で対応（心電図検査を定期的に実施するなど）できれば，「膠原病患者さんは毎年の健診が不要」という考え方が成

り立つのかもしれません．

3）がん検診は定期的に受ける

　膠原病診療では定期的に検査を行いますが，だからといってすべての病気を早期に発見できるわけではありません．膠原病に関連する病状や薬の副作用は高感度で発見できるように心がけていますが，他の病気は別です．中でも，発見が遅れて後悔することがないようにしたいのが，がんです．あくまでも理論上の話ですが，免疫抑制療法中は「体内でがん細胞に対する免疫力が低下するためにがん細胞が増殖しやすくなる」可能性があります．必ずリスクが増すわけではないため，過度に心配する必要はありませんが，**がんの中でも頻度が高く，適切な検査を受けることで早期発見・治療できるものについては，ぜひご自身で定期的に検診を受けていただきたい**と思います．一般に，死亡率のトップである肺がんや大腸がんの検診は年1回，胃がん，子宮頸がん，乳がんの検診は2年に1回の実施が推奨されています．これらのがん検診は，市区町村が健康増進法に基づく健康増進事業で行っている住民検診の対象なので，無料あるいは少額の自己負担で受けられます．なお，皮膚筋炎とリウマチ性多発筋痛症は，その発病に悪性腫瘍が関わる場合があるため，これらの診断を受けている患者さんにはとくに定期的ながん検診をお勧めします．

4）歯周病検診も不可欠

　個人的にがん検診と同じくらい重要だと思っているのが，歯周病検診です．歯科受診を避ける方がおられますが，これは喫煙に匹敵するくらい良くない習慣かもしれません．虫歯や歯周炎は感染症なので，放置すると重い病状に進行することがあります．歯は顎(あご)の骨に接しており，感染すると病原体が骨に侵入する恐れがあり，ひどい場合には顎骨壊死（顎の骨が

どんどん壊れていく病気）を起こすこともあります．一部の骨粗鬆症治療薬（骨吸収抑制薬）には顎骨壊死のリスクがあるので，使用時は必ず定期的に歯周病検診を受けるようにしましょう．また，シェーグレン症候群では口腔内の乾燥のために感染リスクが高くなるため，やはり歯科の定期受診が必要です．歯周病検診は住民検診（公費助成）の対象ではありますが，40歳，50歳，60歳，70歳のみに限られるため，私は6か月程度の間隔での歯科受診（歯石除去などのクリーニングを含む）をお勧めしています．普段の歯磨きやフロッシングが不可欠であることは，ここで申し上げるまでもないでしょう．

5）血圧・体重・身長・骨密度・眼科受診

血圧と体重は外来でチェックされることが多いと思いますが，その習慣がない（かつ健診を受けていない）場合は盲点になりやすいため注意が必

表7　定期的に受けていただきたい検査・検診の一覧

検査・検診	対象	頻度の目安
体重・血圧	全患者	適宜
身長	全患者	毎年
骨密度検査	全患者（特にステロイド薬使用中）	毎年
歯周病検診	全患者	6ヵ月に1回
眼科検診	ステロイド薬使用中など	毎年
肺がん検診	40歳以上	毎年
大腸がん検診	40歳以上	毎年
胃がん検診	50歳以上	2年に1回
乳がん検診	40歳以上	2年に1回
子宮頸がん検診	20歳以上	2年に1回

要です．加齢に伴い，あるいは薬の副作用によって，血圧がいつの間にか上昇していることがあります．体重は，増加するのが問題であることが多いですが，不自然に（食事量は変わらないのに）減る場合は，がんなどのチェックが必要です．骨粗鬆症の徴候の一つに身長の低下が挙げられるため，身長も年1回は確認しておきたいところです．閉経後の女性やステロイド薬使用中は，骨粗鬆症のリスクが高いため，骨密度の定期検査が望まれます．また，ステロイド薬使用中は緑内障や白内障といった副作用の恐れがあるため，年1回程度眼科を受診しておくと安心です．

第15章　近所にかかりつけ医を持つ

1）「かかりつけが総合病院だけ」のデメリット

　ステロイド薬中心の治療が行われている患者さんの多くはクリニック（外来診療を主体とする小規模な医療施設）ではなく，大学病院などの総合病院（多くの診療科が集まっている病院）に通われていることでしょう．初期治療（寛解導入療法）のときに入院が必要であることや，他の診療科との連携が可能であることがその理由です．かかりつけが大病院である場合は総合力が高いため，いざというときに対応しやすいというメリットがあるものの，デメリットもあります．「建物が大きいため検査や診察などのために歩き回らなければならない」「患者さんが多くて待ち時間が長い（クリニックでもあり得ますが・・・）」「受診できる曜日や時間帯が限られる」「立地によっては遠方のため受診がしにくい」などが挙げられます．また，気軽に受診できないため，風邪をひいたとき，腸炎を起こしたとき，薬の副作用が出たとき，薬が不足するとき，ワクチンを打ちたいときなど，ちょっとした（？）理由で受診したいときに不便を感じることが多いと思います．

2）近所にかかりつけ医を持つことの利点

　この問題を解決するために，総合病院の膠原病内科の主治医とは別に，近所に（できれば内科系の）かかりつけ医を持つことをお勧めしています．かかりつけ医の条件は，気軽にアクセスできることだと思います．自宅からの交通の便が良く，曜日にかかわらず受診でき，予約外でも受診できるような内科系のクリニックが望ましいでしょう．膠原病内科医のクリニックが理想的ですが，近所にあることは少ないはずですので，一般内科やそれ以外の医師でも良いと思います．不測の事態が起きたときにすぐに

診てもらえる場所を作っておけば,「体調に不安があるけど総合病院を受診するのも気が進まない」などと悩むことがなくなります．何かしらの症状が現れたときに，その原因が膠原病なのか，薬の副作用なのか，それ以外なのかを見極めるのは患者さんには難しいので，近所のかかりつけの医師にお願いして「膠原病内科の主治医を受診すべきか」を判断してもらいましょう．とは言え，そのような判断は膠原病内科医にとっても難易度が高い場合があるため，専門ではない医師にはなおさら大変な作業です．かかりつけ医の判断材料を少しでも増やすために，できれば膠原病内科の主治医から紹介状を作成してもらっておくと良いでしょう．

外来通院学 II
～トラブル（感染症）時の対応～

第 16 章　風邪の対応

1）確実に効く薬はない

　風邪（感冒）は，上気道のウイルス感染症です．インフルエンザウイルスや新型コロナウイルスには増殖を抑える薬がありますが，その他の風邪の原因ウイルス（200 種類以上と言われています）に対する薬はありません．とは言え，インフルエンザや新型コロナを含む多くのウイルス感染症は，基本的に（重症化しない限り）自然に治ります．いわゆる風邪薬は，症状を和らげる薬（対症療法薬）であり，治す薬ではありません．ただし，漢方薬は風邪にもよく効く（治るのを早める）ことがあるので，私は積極的に活用しています．

　抗菌薬は細菌を殺す薬であるため，風邪には効果がないだけでなく，体内の常在菌にダメージを与えてしまう可能性があります．中でも，腸内細菌の多様性が低下すると，さまざまな病気のリスクを抱えることになります（第 26 章 2)参照）．また，抗菌薬投与が繰り返されると「抗菌薬が効きにくい細菌（耐性菌）」が体内で増えてしまいます．2014 年の英国からの報告によれば，このままだと 2050 年には耐性菌感染症による死亡者数は，悪性腫瘍による死亡者数を超えるそうです．私も，かつてに比べて耐性菌の検出率が上昇しているという実感があり，すでに脅威を感じています．きたる耐性菌時代に備えて，**不要な抗菌薬の投与は避けるべきですが，抗菌薬が必要な場面では躊躇せず使わなければなりません**．将来への不安から，今必要な薬の使用を避けるのは，本末転倒です．免疫抑制療法

中は，感染症にかかりやすく，治りにくい傾向があります．抗菌薬を開始すべきかどうかは，主治医が短期的・長期的なリスク・ベネフィットを総合的に評価した上で決定することになります．

2) 免疫抑制療法中にかかる風邪の特徴

　一般に，風邪をひくと，喉の痛みやだるさ，次に鼻水や鼻づまり，そして咳や痰などの症状が現れます（必ずしもこの順序で症状が現れるわけではありませんし，個人差もあります）．この間のどこかで発熱し，症状のピークを迎えます．通常は5～10日間程度もあれば自然に治まりますが，咳や痰が数週間続くこともあります．**免疫抑制療法中はウイルスの排除に時間がかかるため症状が長引いたり，炎症を起こす力が弱いため典型的な症状が現れなかったりすることがあります．**

　肺炎などの他の感染症でも同様に，症状が現れにくいことがあり，重症化しても自覚症状が乏しいこともあります．とくにご高齢の場合はその傾向が強いため注意が必要です．そのため，喉の痛み，鼻水，鼻づまり，くしゃみといった典型的な風邪の症状が揃うほど，他の感染症や膠原病の可能性は低くなるので，医師の立場としてはほっとするのが本心かもしれません．風邪診療で怖いのは，他の病気の可能性を見落としてしまうことだからです．症状が始まる前に，同じような症状を持つ方との接触があれば，なおさら風邪らしいと言えます．すぐに治せる薬を処方できないのは大変心苦しいのですが…．

3) 膠原病治療薬をどうすべきか

　前述のように，ステロイド薬は何があっても続けます（第4章4）参照）．風邪をひいたときも同じです．副作用（感染症）が起きたからといってステロイド薬を自己判断で中断してしまうと，逆に病状が悪化する

恐れがあります．ステロイド薬以外の膠原病治療薬をどうすべきかは病状によるため，その判断は実は簡単ではありません．いったん休薬するのが一般的ですが，休薬しなくても良くなる場合には，継続するという選択肢もあり得ます．理論上，免疫抑制作用のある薬を休薬すると，これまで抑制されていた免疫力がリバウンドする（反動で強くなりすぎる）ことによって，病原体に対する炎症反応が強くなり，感染症の症状が逆に強くなってしまう可能性があります（免疫再構築症候群と呼びます）．加えて，休薬すると膠原病を抑える力が弱くなるため，膠原病が悪化する恐れもあります．使用中の薬が体内でどのような役割を果たしているかは患者さんごとで異なります．薬がよく効いていて，膠原病の悪化を避けるために短期間の休薬でも避けるべき場合には，たとえ風邪をひいても休薬しないことをお勧めすることがあります．そのため，風邪をひいたときの対応は，あらかじめ主治医に確認しておくと良いでしょう．

4）注意すべきとき

　風邪をひいたときは，必ずしも膠原病の主治医に診てもらう必要はなく，基本的にはかかりつけの先生にご相談いただければ良いと思います．ただし，「いつもの風邪に比べて明らかにひどい」「長引く（咳や痰が3週間以上続くなど）」「発熱や咳などの症状がいったん治まった後に再び出現する」「息苦しい」といった場合は，肺炎などの（風邪以外の）感染症や膠原病の悪化を疑うこともあるため，主治医への受診を検討しましょう．中でも「息苦しい」は危険な徴候です．血液中の酸素濃度（指にはめる機器ですぐに測定できます）の低下を伴う場合は緊急な処置が必要ですので，すぐにかかりつけ医などを受診して確認してもらいましょう．

外来通院学Ⅱ 〜トラブル（感染症）時の対応〜

第17章　感染性胃腸炎の対応

1）感染性胃腸炎の症状

　消化管に病原体が侵入して感染性胃腸炎を起こすと，嘔吐，下痢などの腹部症状に加え，病状によっては脱水，電解質（ナトリウムやカリウムなど）喪失症状，全身症状（発熱など）が現れます．このうち，ウイルス性のものを嘔吐下痢症と呼ぶことが多いようです．夏季には細菌性腸炎が，冬から春にかけてはウイルス性腸炎が多く発生します．症状から両者を区別するのは簡単ではありませんが，小腸（口に近い）側の症状（悪心・嘔吐）が強い場合はウイルス性が，大腸（肛門に近い）側の症状（下痢・血便）が強い場合は細菌性が多い傾向があります．

2）点滴が有効

　感染性胃腸炎の治療の原則は対症療法であり，抗菌薬は必要ないことが多いです．原因が細菌性だったとしても，必ず抗菌薬を使用するわけではありません（医師が総合的に判断します）．風邪のときと同様に，使用する薬は症状を緩和させるもの（吐き気止め，整腸剤，漢方薬，解熱剤など）が中心ですが，胃腸炎で最も重要なのは脱水への対応です．経口で水分が摂取できなければ，早いうちから点滴を行いたいところです．

3）膠原病治療薬をどうすべきか

　感染性胃腸炎の際，膠原病治療薬の扱いに注意が必要です．ステロイド薬はもちろん継続しますが，激しい吐き気と嘔吐のために内服できないことがあります．これを放置するとステロイド薬不足による副腎不全（第4章4）参照）が加わり，さらに体調が悪化するため，点滴で水分を補給しつつ，**内服できない分のステロイド薬を注射薬で補わなければなりませ**

ん．飲水や内服ができない状態が6〜12時間以上続くようなら，かかりつけ医への受診を検討しましょう．

　ただし，頻繁に嘔吐や下痢をする状況だと，受診するのも大変です．できる限り自宅で様子を見たいという場合もあるでしょう．6〜12時間が経過した場合でも，徐々に症状が軽減しているようなら，自宅で様子を見ることができる場合があります．最後の嘔吐から1〜2時間経っても吐かなくなったら，まずは経口補水液（ドラッグストアなどで購入可能）などを少量飲んでみます．少量飲んだ後も（できれば数時間にわたって）嘔吐しなければ，ステロイド薬の内服を試みます．嘔吐を繰り返すと胃が荒れやすいため，普段の処方に胃薬が含まれているなら，一緒に内服してみます．飲水・内服した分を吐き出さずに済むようなら，受診を保留にしても良いかもしれません（状況によるため臨機応変にご判断ください）．

　症状が続く間は，ステロイド薬と胃薬以外の薬はひとまず止めておくべきだと思います．重度の脱水があると一時的に腎機能が低下するため，薬によっては副作用が出やすくなります．ステロイド薬以外の膠原病治療薬も休薬することが多いはずですが，やはり病状や使用する薬によるため，事前に主治医へ確認しておくことが望ましいです．

第18章　帯状疱疹の対応

1）帯状疱疹とは

　帯状疱疹は，膠原病患者さんによく見られるウイルス感染症の一つです．水痘（水ぼうそう）を起こす水痘・帯状疱疹ウイルスが原因ウイルスです．このウイルスは一度感染すると，良くなった後も体内に居残ります．薬や心身のストレスなどによって免疫系に乱れが生じると，体内に潜んでいたウイルスが再び増殖（再活性化）して，主に皮膚に症状を引き起こします．

　まず，体の左右どちらかに痛みや違和感が現れます．その後，痛む場所に複数の小さな赤い発疹が帯状に出てきます．発疹はその後，水疱（水ぶくれ）に変わります．痛みが先行するため，発症して間もないうちは帯状疱疹だとわからず，腰痛などと勘違いすることがあります．治療が遅れると重症化したり，後遺症として痛みがしばらく残ったりすることがあるので，できるだけ早く対処しなければなりません．免疫抑制療法中は帯状疱疹が起きやすい状態だと認識しておき，皮膚に不自然な痛みが生じたときには帯状疱疹を思い浮かべて注意深く皮膚を観察し，異常を見つけたらすぐに皮膚科などに相談しましょう．帯状疱疹には特効薬（抗ウイルス薬）があるため，早く診断できれば治療はうまくいくことが多いです．感染力があるので，過去に水痘にかかったことがなく，予防接種を受けていない人（とくに妊婦）が同居している場合は用心しましょう．

2）膠原病治療薬をどうすべきか

　ステロイド薬以外の膠原病治療薬は休薬が理想とされていますが，やはり膠原病や帯状疱疹の病状，使用中の薬の種類などによって異なる場合があるため，主治医に事前に確認しておきましょう．

外来通院学Ⅲ ～診察時の取り組み方～

第19章　患者さんが医師に伝える内容について

1) 伝える順番

　外来では，まず要点を一言で伝えます．調子が良かったのか，悪かったのかを伝えた上で，手短に具体的な話をします．「薬がよく効いて関節の痛みが減った」「関節の痛みが強くなった」「膠原病の薬を飲んだら発疹が出た」「熱が出た」など，膠原病に関わりの深い（と思われる）情報を，優先的に伝えます．

　次に，「いつから？」「どこが痛む？」「どのような発疹？かゆみや痛みを伴っていたか？」「発熱以外の症状を伴っていたか？」などの補足情報を伝えます．必要に応じて主治医が質問するので，それに応じて答えていただければ結構ですが，あらかじめ回答を準備しておくとより正確に伝えられるでしょう．このときに，可能ならスマホの写真を活用します．発疹や関節の腫れなど，見た目の変化を伴う症状の場合は，写真を見せていただけると非常に助かります．外来受診時に症状が消えていた場合，その症状を口頭で医師に伝えるのは至難の業です．百聞は一見にしかずです．写真を撮るときに，膠原病との関連の有無を考える必要はありません（それは医師の仕事です）．**何かあれば写真に撮っておくこと**を習慣化すると良いでしょう．ただし，実際の見た目通りに体の写真を撮るのは意外と難しいので，少しずつ条件を変えながら撮っておくことをお勧めします．

　膠原病以外の情報として，たとえば「胸が痛くて救急外来を受診した」「転んでけがをした」「がん検診で異常を指摘された」「虫歯が見つかっ

た」「便秘になった」などはその後で報告します．「仕事で睡眠不足」「食べ過ぎ・飲み過ぎ」など，健康状態に影響を及ぼしそうな情報も役に立つことがあるため，伝えておきましょう．

2）処方への感想は正直に伝える

　新たに薬を処方した場合，あるいは増量した場合，それが妥当かを評価する上で，患者さんの感想も大いに参考にします．**薬の感想を伝える際には「よく効いた」「少し効いた」「まったく効かなかった」の3択でまず答えましょう．**有効なら薬を継続しますし，効果がなければ増量や変更を検討しなければなりません．たとえば，「まったく効かなかった」にもかかわらず，医師に気を遣って「少し効いた」などと答えてしまうと，本来は薬を変更すべきにもかかわらず，継続するという誤った判断をしてしまう可能性があります．逆に，徐々に効き始めているにもかかわらず「まったく効かなかった」と答えてしまうと，せっかくその患者さんに合った薬を選択できているにもかかわらず「効かない」というレッテルが貼られてしまいます．そうすると，貴重な選択肢を一つ失うことになる（第11章2）参照）ので，**正直かつ正確に，薬の感想を伝える**ように心がけましょう．「せっかく処方してもらったのに効かなかったとは言いにくい」と思われるかもしれませんが，気にしなくて結構です．前述（第5章1）参照）のように，膠原病治療薬の有効性には個人差があり，その有効性を予測することはできません．薬の変更を繰り返すことは，残念ながら日常茶飯事なのです．

3）数字を使って伝える

　効いたかどうかを3択でまず答えると前述しましたが，効果があった場合，医師としては「どれくらい・どのように」効いたのかが気になりま

す．膠原病治療薬にはそれぞれ，「効果を発揮した場合は大体このような経過をたどる」というものがあり，その特性に合う効き方をしたのかが知りたいものなのです．「開始直後から効いた」「開始して2週間ほどしてから徐々に効き始めた」などの情報を付け加えてみましょう．また，「前回受診時より5割ほど症状が減った」などと定量的に表現することで，医師の病状に対する理解が深まります．病状の変化をより高い感度で察知することも可能になります．大まかで構わないので，積極的に数字を使って説明していただけると主治医は喜ぶと思います．細かい経過はすぐに忘れてしまいがちなので，メモしておくと良いと思います．

4）個人的な事情も伝える

定期的に通院するに当たって，患者さんの大きな負担になるのが，時間，交通の便，お金の3つでしょう．患者さんの多くは学業，仕事，子育て，介護などで忙しい世代なので，平日に受診するための時間を工面するのも簡単ではありません．遠方にお住まいの高齢者の場合，車の運転ができないために受診のたびに家族の協力を得る必要があります．頻回の受診が難しかったり，経済状況によっては薬や検査にお金をかけられなかったりすることもあります．ところが，医師が外来で判断をくだす際に優先するのは（当然のことながら）患者さんの病状なので，医師が提案する受診の頻度，時間帯，治療・検査内容だと，患者さんの都合に合わないために大きな負担を強いられることもあるはずです．そのようなときは遠慮なくその旨を医師に伝えましょう．プライベートに関わる問題は，積極的に伝えなければ医師はなかなか気づきません．患者さんの希望に添ったやり方にすべてを変更するのは難しいかもしれませんが，どうにかして落としどころを見つけてくれます．ただし，落としどころを見つけるということは，医師にとっての理想の診療方法ではなくなることを意味するため，な

外来通院学Ⅲ ～診察時の取り組み方～

んらかのリスクを伴う可能性があります．説明を受けて，そのリスクが許容できるものか，またリスクに備えられるかを確認した上で，最終的に判断していただけると良いでしょう．

5）注意点

　受診の際，ご自身の身に起きたことをすべて伝えなければならないと力む必要はありません．要点を伝えていただければ，あとは必要に応じて医師が質問して掘り下げてくれます．診察を待つ間にでも，前回の受診から現在までの出来事を振り返り，要点をリストアップしておきましょう．ただ，再来時に経過のメモを医師に渡すのはあまりお勧めしません．患者さんが独自に作るメモは情報に過不足が多く，重要度の重み付けも伝わりにくいため，患者さんが思っているほど有用なものとは限りません（血圧，体温，体重などの数値の記録は有用です）．たとえメモを渡したとしても，内容を正確に伝えるには口頭でのやりとりが必要なので，結局のところ非効率です．メモは患者さん自身が手元で参考にするものとしておき，医師へはできるだけ口頭でお伝えいただくのが良いと思います．ただし，初診時は例外です．これまでの経過を時系列でまとめたメモを準備していただけると助かります．

　また，体調に不安を感じる点は外来ですべて伝えてほしいものの，情報量が多すぎる（話が長すぎる）と，医師がすべてを吸収できない恐れがあります．重要な訴えが他の情報によって埋もれてしまわないよう，伝えたい情報には優先順位をつけておくと良いでしょう．じっくり相談したいことがいくつもある場合には，ご自身にとって緊急度が高くない（優先順位が低い）ものは，次回以降の受診時に分けて相談するのも一つの手です．

第20章　医師にとって理想的な外来診療の流れとは

　医師にとって都合の良い手順を患者さんに知っていただくことにより，診療が効率良く進み，ミスを減らせる可能性もあるため，ここでは私が理想的だと考える外来診療の流れを紹介します．

　はじめに，前回受診日から現在に至るまでの症状の経過をお話しいただきます． 話す内容や手順は第19章を参照してください．前回や当日の検査結果を早く知りたい気持ちはよくわかりますが，検査結果の意味するところを読み解く上で，現在の患者さんの体調を考慮に入れないわけにはいきません．患者さんのお話を聞く前に結果の説明をすると，間違った解釈をお伝えする可能性があるため，まずは話を聞かせていただきます．

　次は診察です． 検査結果を解釈する上で，身体所見も必要です．たとえば，関節リウマチ患者さんの炎症の数値（CRP）が上昇していた場合，関節の腫れや熱感があれば関節リウマチによる炎症を疑いますが，関節の異常所見がなければ，感染症など別の理由を考えなければなりません．身体所見によって検査結果の解釈が変わることがあるため，結果説明の前に診察をします．診察を希望する部位がある場合はすぐに露出できるように準備しておきましょう．

　その次に，血液・尿検査や画像検査の結果を説明します． 患者さん自身による検査結果の解釈については第13章をご参照ください．もし，検査を実施したにもかかわらず説明がなければ，医師が説明や確認を忘れている可能性もあるので，遠慮なく催促してください．簡単に印刷できるはずなので，検査結果を持ち帰りたいときは遠慮なく申し出ましょう．

　その上で，治療内容（処方）を決定します． これまでの処方に変更が加わる場合には，そのメリットとデメリットを簡潔に説明して，患者さんから同意をいただきます．他の病院からも薬をもらっている場合，類似の薬

を出さないように，または併用してはならない薬を選ばないように，医師が現在の処方内容を確認することがあるので，お薬手帳は毎回忘れずに持参してください．なお，お薬手帳のシールは，処方内容に変更がなければ，シールを貼り付ける必要はありません．同じシールばかりが続くと経過を振り返りにくくなります．また，過去のお薬手帳は，念のためしばらく保管しておきましょう．

　そして，**処方日数を決めるために再来日を決めます**．治療開始後など病状が不安定な時期は，医師の提案する日を優先していただきたいのですが，安定すれば患者さんの都合に合わせられるので，候補日時を2箇所ほど定めておくと良いでしょう．総合病院の場合，外来の曜日や時間帯に制限があるので，その範囲内で選びます．

　最後に処方箋を発行します．「薬が10日分余っているので，処方を減らしてほしい」「前回余っていたので処方を止めてもらった分を，再度出してもらいたい」「痛み止めを追加してほしい」「湿布が欲しい」などの**処方への要望があれば，このタイミングで伝えます**．診察の序盤に伝えられると，治療方針などに思いを巡らせているうちについ忘れてしまうことが（大変申し訳ないことに私にはよく）ありますので‥‥．**処方箋を手にしたら，できれば病院を出る前に処方の内容と日数をチェックしておきましょう**．薬の名前を覚えていなくても，お薬手帳を見て前回のものと比較すると変更点がわかると思います．処方への希望が反映されていなければ，この段階で修正してもらいましょう．ちなみに，医師が処方を出す際，電子カルテ上の前回の処方をコピーして，それをもとに今回の処方箋を作成します．コピーは便利な機能ですが，たとえば「前回受診時，薬が余っていたので一部の薬を処方箋から除いてもらった」という場合に，コピーを使うと今回もその薬が除かれたまま処方箋が発行されるという恐れがあります．医師が前回の処方調整のことを覚えておき，今回の処方の際

にあらためてその薬を加えるべきなのですが，どうしても見逃してしまう可能性があることを知っておきましょう．また，骨粗鬆症治療薬のプラリア®（半年ごとに投与）のように投与間隔が広い薬の場合，次回の投与日をご自身で覚えておいていただけると助かるというのが医師の本音だと思います．

第21章　治療歴ノートのススメ

1）治療歴ノートをお勧めする理由

　膠原病治療で最も重要なのが**「治療開始後の経過をみながら最適な治療内容に近づけていくこと」**だと思っています．具体的には，**薬の有効性（病気がどのくらい改善したか）と安全性（副作用の有無）をきめ細かく観察・記録**し続け，その情報をもとに次の一手を考えます．経過が長くなるほど情報量が増えるため，選択肢を絞り込みやすくなります．そのため，医師は治療経過をカルテにしっかり記載しなければなりません．

　ところが，現実には時間も限られており，すべての情報をカルテに反映させることは困難です．検査結果などのデータは記録として残りますが，「この薬が効いた（効かなかった）」「だからきっとこのような病態なのだろう」といった医師による見立てに関わる情報は，逐一カルテに記載されていない場合があります．たとえ，カルテにすべてを記載することができたとしても，経過が5年，10年と長くなるにつれて情報量が膨大となり，いざ経過を振り返ろうとしても，せっかくの情報をうまく活用できないこともあります．外来で即座に治療経過を振り返るためには，日々の記載とは別に，要点をまとめておくべきですが，実際にはそこまで実践できていることは少ないかもしれません．その理由の一つに，（私には絶対に無理ですが）主治医が受け持ち患者さんの治療経過をすべて覚えている（からカルテに記録する必要がない）ことが挙げられます．これは一見素晴らしいことなのですが，患者さん目線では大問題です．なぜなら，治療中に医師の異動などで主治医が変わることがあるからです．主治医が変わらなければ記憶に頼るスタイルでも良いのですが，いざ主治医が変わるとなると**過去の多くの情報がリセットされてしまい，長期罹患（による情報の蓄積）のメリットが享受できなくなる恐れ**があります．当然，主治医交代や

他院への紹介の際にはこれまでの診療情報を伝達するために努めるのですが，どうしても100％の情報をそこに盛り込むことはできません．そこで私がご提案しているのが「治療歴ノート」です．

2）治療歴ノートに記載していただきたい項目

　治療歴ノートとは，表8のような情報を一冊にまとめたノートを指します．この中で，最も重要だけど，患者さんにとって記載するのが難しいのが膠原病治療歴だと思いますので，ここではその記載方法を解説します．私が過去に個人的に作成して患者さんにお渡ししていた治療歴ノートの一部を図8，9，10にまとめたので，必要に応じてご参照ください．

表8　治療歴ノートに含めたい項目

項目	内容
発症したときの情報（図8）	膠原病は同じ病気でも，病状は人それぞれです．ひとたび治療を始めると，症状が軽くなるため，当初どのような病状であったかがわからなくなります．発症時の情報は診断に欠かせないため，将来主治医が変わることも想定し，記録しておきましょう．治療前の検査結果があれば，併せて保管しておくことをお勧めします．
自己抗体検査結果（図9）	血液検査で測定する自己抗体（抗核抗体，抗CCP抗体など）は，主に診断時（治療前）に参考にします．一度しか測定されない項目が多いため，こちらに結果をまとめておくと便利です．繰り返し測定されている場合，できれば初回（治療前）の結果を記録しておきましょう．
感染症検査結果（図9）	免疫抑制療法を行う場合，その妨げになるような感染症が潜んでいないことを確認するために，事前に肝炎ウイルス，結核，肺疾患などの検査を行うことがあります．繰り返し実施するものではないため，検査をした場合は記録しておきましょう．
病勢マーカー（図9）	病勢マーカー（第10章参照）は，たとえ同じ病気でも患者さんごとで異なるため，ご自身の病勢マーカーを整理しておきましょう．
膠原病治療歴（図11）	治療歴ノートの最も重要な部分です．どのような薬を使ってきたか，有効性と安全性はどうだったか，用量をどのように調整してきたか，などを一目でわかるように整理しておきましょう．
有効だった薬・無効だった薬・副作用の出た薬の一覧（図10）	膠原病治療薬以外の薬の情報は別にまとめます．痛みなどの様々な病状に対する薬も，反応性に個人差がある場合があります．膠原病治療薬と同様に，有効・無効・副作用を記録しておけば，いざというときに役立ちます．
健診・検診歴（図10）	がん検診など，一般に実施することが推奨されるものについては，ご自身で受けるようにしておきましょう．

外来通院学Ⅲ 〜診察時の取り組み方〜

免疫疾患の病名

通院先	主治医	期間
		年 月 〜 年 月
		年 月 〜 年 月
		年 月 〜 年 月

(参考) 膠原病内科で扱う主な免疫疾患の一覧

膠原病（全身性の自己免疫疾患）
- 関節炎症候群
  関節リウマチ、脊椎関節炎、リウマチ性多発筋痛症
- 抗核抗体関連症候群
  全身性エリテマトーデス (SLE)、強皮症、多発性筋炎、皮膚筋炎、混合性結合組織病 (MCTD)、シェーグレン症候群
- 血管炎症候群
  ANCA関連血管炎（顕微鏡的多発血管炎、多発血管炎性肉芽腫症、好酸球性多発血管炎性肉芽腫症）、高安動脈炎、巨細胞性動脈炎、結節性多発動脈炎
- 自己免疫−自己炎症の境界領域疾患
  成人スチル病、全身型若年性特発性関節炎、ベーチェット病
- その他の膠原病
  IgG4関連疾患、抗リン脂質抗体症候群、再発性多発軟骨炎

自己炎症性疾患
家族性地中海熱など

免疫疾患以外の病名

病名	診断された年	通院先	処方の有無
	年		あり・なし
	年		あり・なし
	年		あり・なし
	年		あり・なし
	年		あり・なし
	年		あり・なし
	年		あり・なし
	年		あり・なし
	年		あり・なし
	年		あり・なし
	年		あり・なし
	年		あり・なし
	年		あり・なし

発症時の情報

1. 発症時期　(西暦)　　　年　　　月　頃

2. 治療開始前の症状

3. 当時の通院先

通院先	主治医・担当医

4. 発症時に行った検査
☑を入れましょう。
- ☐ 血液検査
- ☐ 尿検査
- ☐ 単純X線検査
- ☐ 超音波検査（心臓・腹部）
- ☐ CT検査（頭部・胸部・腹部）
- ☐ MRI検査（頭部・その他）
- ☐ ガリウムシンチグラフィ
- ☐ PET-CT
- ☐ 内視鏡（上部消化管、下部消化管、気管支）
- ☐ その他（　　　　）

5. これまでに免疫疾患によって障害を受けた臓器
☑を入れましょう。
- ☐ 関節 ☐ 皮膚 ☐ 肺 ☐ 腎臓 ☐ 筋肉 ☐ 血管 ☐ 神経 ☐ 心臓
- ☐ 眼 ☐ 唾液腺 ☐ 肝臓 ☐ 膵臓 ☐ 消化管（胃や腸）
- ☐ その他（　　　　）

入院歴

入院期間	病院名（担当医師）	入院理由
年 月 〜 年 月		免疫疾患治療・感染症・検査・手術・その他（　）
年 月 〜 年 月		免疫疾患治療・感染症・検査・手術・その他（　）
年 月 〜 年 月		免疫疾患治療・感染症・検査・手術・その他（　）
年 月 〜 年 月		免疫疾患治療・感染症・検査・手術・その他（　）
年 月 〜 年 月		免疫疾患治療・感染症・検査・手術・その他（　）
年 月 〜 年 月		免疫疾患治療・感染症・検査・手術・その他（　）
年 月 〜 年 月		免疫疾患治療・感染症・検査・手術・その他（　）
年 月 〜 年 月		免疫疾患治療・感染症・検査・手術・その他（　）
年 月 〜 年 月		免疫疾患治療・感染症・検査・手術・その他（　）

図8　治療歴ノートの例①（4頁分）

あなたの病勢マーカーの一覧

マーカー	評価方法	評価頻度
	自覚症状・血液・尿・画像 その他（　　）	1カ月・3～6カ月・1年・随時 その他（　　）
	自覚症状・血液・尿・画像 その他（　　）	1カ月・3～6カ月・1年・随時 その他（　　）
	自覚症状・血液・尿・画像 その他（　　）	1カ月・3～6カ月・1年・随時 その他（　　）
	自覚症状・血液・尿・画像 その他（　　）	1カ月・3～6カ月・1年・随時 その他（　　）
	自覚症状・血液・尿・画像 その他（　　）	1カ月・3～6カ月・1年・随時 その他（　　）
	自覚症状・血液・尿・画像 その他（　　）	1カ月・3～6カ月・1年・随時 その他（　　）
	自覚症状・血液・尿・画像 その他（　　）	1カ月・3～6カ月・1年・随時 その他（　　）
	自覚症状・血液・尿・画像 その他（　　）	1カ月・3～6カ月・1年・随時 その他（　　）
	自覚症状・血液・尿・画像 その他（　　）	1カ月・3～6カ月・1年・随時 その他（　　）
	自覚症状・血液・尿・画像 その他（　　）	1カ月・3～6カ月・1年・随時 その他（　　）

主な自己抗体検査結果の一覧

下記の項目のうち、実施されているものがあれば記録しておきましょう。

自己抗体名	検査日 (わかる場合は記入)		数値 (わかる場合は記入)
リウマトイド因子 (RF)	年	月	陽性・陰性
抗CCP抗体	年	月	陽性・陰性
抗核抗体	年	月	陽性・陰性
抗ds-DNA抗体	年	月	陽性・陰性
抗DNA抗体 (RIA)	年	月	陽性・陰性
抗Sm抗体	年	月	陽性・陰性
抗U1-RNP抗体	年	月	陽性・陰性
抗SS-A抗体	年	月	陽性・陰性
抗SS-B抗体	年	月	陽性・陰性
抗Scl-70抗体	年	月	陽性・陰性
抗セントロメア抗体	年	月	陽性・陰性
抗RNAポリメラーゼIII抗体	年	月	陽性・陰性
抗ARS抗体	年	月	陽性・陰性
抗MDA5抗体	年	月	陽性・陰性
抗TIF1-γ抗体	年	月	陽性・陰性
抗Mi-2抗体	年	月	陽性・陰性
MPO-ANCA	年	月	陽性・陰性
PR3-ANCA	年	月	陽性・陰性
抗カルジオリピン抗体	年	月	陽性・陰性
抗β2GP1抗体	年	月	陽性・陰性
ループスアンチコアグラント	年	月	陽性・陰性

感染症スクリーニング検査結果

下記の検査のうち実施されているものがあれば記録しておきましょう。

検査名	検査日※ (わかる場合は記入)		結果※ (わかる場合は記入)	異常の有無
HBs 抗原	年	月		あり・なし
HBs 抗体	年	月		あり・なし
HBc 抗体	年	月		あり・なし
HCV 抗体	年	月		あり・なし
β-D-グルカン	年	月		あり・なし
インターフェロン-γ 遊離試験 (クオンティフェロン、T-SPOT)	年	月		あり・なし
ツベルクリン反応	年	月		あり・なし
	年	月		あり・なし
胸部X線	年	月		あり・なし
胸部CT	年	月		あり・なし
	年	月		あり・なし

※繰り返し実施されている場合は初回（治療前）の検査日・結果を記入しましょう。

ワクチン接種歴

ワクチンを接種した場合はこちらに記録しておきましょう。接種の必要性は主治医の先生とご相談ください。

ワクチン名	接与日		副作用の有無 (有りの場合はその内容)
肺炎球菌・帯状疱疹 （　　）	年	月	あり・なし （　　）
肺炎球菌・帯状疱疹 （　　）	年	月	あり・なし （　　）
肺炎球菌・帯状疱疹 （　　）	年	月	あり・なし （　　）
肺炎球菌・帯状疱疹 （　　）	年	月	あり・なし （　　）
肺炎球菌・帯状疱疹 （　　）	年	月	あり・なし （　　）
肺炎球菌・帯状疱疹 （　　）	年	月	あり・なし （　　）
肺炎球菌・帯状疱疹 （　　）	年	月	あり・なし （　　）

インフルエンザウイルスワクチン接種歴

接種した年を記入しておきましょう。

20　年 (　月)	20　年 (　月)	20　年 (　月)	20　年 (　月)	20　年 (　月)	20　年 (　月)	20　年 (　月)	20　年 (　月)

図9　治療歴ノートの例②（4頁分）

有効だった薬の記録

薬剤名	対象となった症状	使用した期間
		(西暦) 年～　年
		年～　年
		年～　年
		年～　年
		年～　年
		年～　年
		年～　年
		年～　年
		年～　年
		年～　年
		年～　年
		年～　年
		年～　年

無効だった薬の記録

薬剤名	対象となった症状	使用した期間
		(西暦) 年～　年
		年～　年
		年～　年
		年～　年
		年～　年
		年～　年
		年～　年
		年～　年
		年～　年
		年～　年
		年～　年
		年～　年
		年～　年

副作用のため使用できない薬の一覧

薬剤名	使用できない理由 (じんま疹、肝障害など)	副作用が出た時期
		(西暦) 年　月
		年　月
		年　月
		年　月
		年　月
		年　月
		年　月
		年　月
		年　月
		年　月
		年　月
		年　月
		年　月
		年　月

健診・検診歴

検査項目※	推奨頻度	健診・検診日				
身長	毎年	(西暦) 年　月	年　月	年　月	年　月	年　月
		cm	cm	cm	cm	cm
体重	少なくとも毎年	(西暦) 年　月	年　月	年　月	年　月	年　月
		kg	kg	kg	kg	kg
歯科検診	6カ月	(西暦) 年　月	年　月	年　月	年　月	年　月
骨密度検査	毎年	(西暦) 年　月	年　月	年　月	年　月	年　月
胸部X線	毎年	(西暦) 年　月	年　月	年　月	年　月	年　月
便潜血	毎年	(西暦) 年　月	年　月	年　月	年　月	年　月
大腸内視鏡	便潜血陽性時	(西暦) 年　月	年　月	年　月	年　月	年　月
胃内視鏡	2年	(西暦) 年　月	年　月	年　月	年　月	年　月
マンモグラフィと視触診	2年	(西暦) 年　月	年　月	年　月	年　月	年　月
内診と細胞診	2年	(西暦) 年　月	年　月	年　月	年　月	年　月
眼科検診(ステロイド薬使用時など)	毎年	(西暦) 年　月	年　月	年　月	年　月	年　月

※通常の健康診断や人間ドックで検査しない項目（骨密度検査等）も含まれています。

図 10　治療歴ノートの例③（4 頁分）

3）治療歴の記載方法

　架空のSLEの患者さんの治療歴の記載例（図11）を用いて解説します．**記録の軸となるのが日付と治療内容です．膠原病治療薬の名前と1日当たりの用量を記載**します．図11では，視認性を重視して薬名を「一般名の略号」で記載していますが，商品名でも結構です．順番は自由ですが，私のカルテには，ステロイド薬，狭義の免疫抑制薬，免疫調節薬，分子標的薬の順に記載しています．薬の投与量は，毎日内服する場合は何mgかを記載するだけで良いのですが，週に1回，2週間に1回，月に1回，などの投与の場合にはそのことがわかるように記載します．日付は，元号よりも西暦で表現するとわかりやすいでしょう．以下，図11の日付ごとに解説します．

　2000/01/01の，PSL10mgのあとの下矢印は減量したことを意味しています．つまり，2000年1月1日の受診日に「プラケニル®（HCQ）やベンリスタ®（BLM）はこれまで通りだけど，ステロイド薬であるプレドニン®（PSL）が10mgに減量された」ことが，この一行から読み取れるわけです．変更箇所は目立たせたいので，下線をつけています．

　2000/02/01では，狭義の免疫抑制薬の一つであるイムラン®（AZA）が50mgで開始になったことがわかります．追加した理由を，治療内容の後に括弧でメモしています．この架空のSLE患者さんの病勢マーカーのうち，皮膚の症状が出現し，血液検査項目の一つである抗DNA抗体の数値が上昇したことを記しています．PSLの減量後，これらの再燃の徴候が出現したことに対して，主治医が新たにAZAを加えたことがわかります．なお，1月にPSLを減量した理由はあえて記載していません．PSLを減らす理由のほとんどが，病勢が落ち着いているからですが，経過良好と括弧で付記しても良いと思います．

　2000/03/01は，AZAを加えたことによって，皮疹は改善したものの抗

```
2000/01/01  PSL10mg↓＋HCQ200/400mg＋BLM200mg/w
2000/02/01  PSL10mg＋AZA50mg開始＋HCQ100/200mg＋
            BLM200mg/w（皮疹↑，抗DNA抗体↑）
2000/03/01  PSL10mg＋AZA75mg↑＋HCQ200/400mg
            ＋BLM200mg/w（皮疹↓，抗DNA抗体→）
2000/04/01  PSL7.5mg↓＋AZA75mg＋HCQ200/400mg
            ＋BLM200mg/w（抗DNA抗体↓）AZA有効！
2000/05/01  PSL7.5mg＋HCQ200/400mg＋BLM200mg/w
            （肝障害にてAZA中止）
2000/06/01  PSL7.5mg＋TAC3mg開始＋HCQ200/400mg
            ＋BLM200mg/w（尿蛋白↑，抗DNA抗体↑）
2000/08/01  PSL6mg↓＋TAC3mg＋HCQ200/400mg
            ＋BLM200mg/w（尿蛋白↓，抗DNA抗体↓）TAC有効！
(2000/09/01-05  肺炎のため入院，TAC5日間休薬)
```

図11　治療歴ノートの膠原病治療歴の記載例

DNA抗体の数値は横ばい，つまりAZAが部分的に有効であったため，増量してさらなる効果を期待していることがわかります．増量したということは，AZAの副作用が出ていないことも意味しています．

　2000/04/01には，AZAの増量によって抗DNA抗体も改善したので，再びPSLの減量を始めています．また，AZAの効果が確信できたことがわかるメモが加えられています．**有効・無効・副作用の判断は治療歴において極めて重要な点なので，赤字などで目立つように記載します．**

2000/05/01は，せっかくよく効いていたAZAでしたが，残念ながら肝障害の副作用が出たために中止しなければならなくなっています．2000/06/01には，AZAの中止によって，病勢マーカーのうち今度は，尿蛋白が出現し，抗DNA抗体も上昇してきたため，これらに対してプログラフ®（TAC）を追加しています．2000/07/01は，とくに病状の変化や処方の変更はありませんでした．変更がない場合は同じ内容を記載しても良いのですが，無駄に記録が長くなるので省略します．

2000/08/01は，幸いにも追加したTACが有効であり，尿蛋白や抗DNA抗体が改善してきたため，PSLを再び減量しています．AZAと同様に，TACが有効であることも赤字でメモしています．

このように，**病勢マーカーや副作用の情報を記載しながら治療内容を時系列で記録するのが治療歴記載の基本型**と言えますが，できれば**膠原病治療の本筋ではないイベント**も，括弧で記載することをお勧めしています．たとえば，風邪，膀胱炎，帯状疱疹，肺炎などの感染症を起こしたときに，患っていた期間，感染症に対する治療内容，そのときに膠原病治療薬がどのように調整されたかなど，わかる範囲で記載できると良いでしょう．

2000/09/01-05は，肺炎のために5日間入院し，その間TACが休薬になったことがわかります．感染症は繰り返すことがあるため，かつての経過の記録があれば，再び同じ問題が生じたときに対処しやすくなります．感染症以外も，体に関することであればなんでも記載して良いのですが，些細なことまで書き出すとどんどん情報が膨れあがってしまい，後で肝心な情報が見にくくなる点にご注意ください．

4）治療歴ノートの使用上の注意

治療歴ノートの作成は，難易度が高いこともあり，万人に向いている方法とは言えません．神経質な方の場合，このようなノートを作ることに

外来通院学Ⅲ ～診察時の取り組み方～

　よって，今まで以上に病気に心がとらわれてしまうことがあるかもしれません．**自分に向いていないと思えば，決して無理はしないでください**．矛盾しているように思われるかもしれませんが，病気のことばかりを考えるのもよくありません．むしろ，病気のことばかりを考えなくて済むようにノートに書き出すのだと考えていただきたいと思っています．

　このノートを，主治医に押しつける形で活用するのはお控えください．診療現場で，どのような思考のプロセスで決断をくだすかは医師によって異なります．治療歴ノートを見せられても有益だと感じない先生方もおられると思います．あくまでも，**ご自身の備忘録として作成しておき，いざという場面でのみ登場させてください**．たとえば，本来決してあってはならないのですが，「過去に（アレルギーなどの）副作用が出たことのある薬を再び処方される」「過去に効果がなかった薬を再び試される」といったことが，経過が長くなったり主治医が変わったりすると，どうしても起きてしまう可能性があります（ただし，そのような経過を知りながら，あえて再度試すこともあります）．そのようなときに「実は以前使ったことがあり，このような経過をたどりました」と伝えていただけると，医師としては大変助かります．臆することなく自信を持って主治医に情報提供する上で，治療歴ノートはきっと役に立つと思います．

　すでに治療経過が長期にわたっている方にも，今日からで構わないので治療歴ノートを作成してみていただきたいと思います．いざという場面で役に立つだけでなく，病気のことを理解する上での一助になる可能性もあります．表8のすべてを記載しなくても結構です．まずはノートを一冊ご準備いただき，できるところから書いてみることをお勧めします．

第22章 【番外編】膠原病患者さんのご家族へお願い

　膠原病患者さんの中には，ご家族の理解の乏しさに悩んでいる方がおられますが，これは決してご家族の方々が悪いわけではありません．高血圧，糖尿病，がんといった病気に比べて患者さんの数が少なく，メディアで取り上げられることも少ないため，情報に接する機会がほとんどないはずです．その上，そもそも一般の方には理解しにくい病気であるため，患者さんに理解を示すのも簡単ではないでしょう．病気のことは第2章をご一読いただくとして，ここでは，差し出がましいことは承知の上で，患者さんに代わってご家族の方々へいくつかお願いをさせていただきます．

　膠原病患者さんは，見た目以上に苦しんでいることがあります．膠原病は，他の病気に比べて，痛みやきつさなどの苦痛が生じやすい病気です．膠原病だけでなく，薬の副作用や，後述する機能性障害（第23章参照）で体調に悩む場合も多いです．病気自体は安定していて，検査結果などは問題がなくても，必ずしも元気いっぱいというわけではありません．日によって体調の浮き沈みがあり，天候状態や，女性の場合は月経の周期によって，大きく変動することがあります．症状が強い日は，日常の作業もろくにできません．朝が辛く，寝坊しやすい傾向があります．体重が増える，深夜まで寝られない（不眠症），風邪をひきやすいなど，患者さんの不摂生に見えることがあるかもしれませんが，いずれも薬の副作用である可能性があります．くれぐれも理不尽に患者さんを責めることがないようにご注意ください．

　膠原病は，心身のストレスをきっかけに悪くなることがあるので，病状が安定していても，あまり無理をしないように努めていただきたいところです（無理をしなくて済む状況なら誰も無理なんてしないわけですが…）．膠原病患者さんは我慢強い方が多いので，自らが抱えている心身の

負担のことをご家族に伝えていないかもしれません．とくに，小さなお子様を抱えるママさんが膠原病を発症した場合は本当に大変ですので，ご主人や，双方のご両親の支えが欠かせません．できれば，辛そうにしているときには声をかけてあげるようにしてください．サポートできることがあれば，どのような些細なことでも良いので，ぜひ手を差し伸べていただけると助かります．実務の面で助かるのはもちろんですが，配慮してもらえているという実感が（第27章4）で紹介する処理可能感につながるため）心身のストレス軽減につながる可能性があります．

　ぜひご協力いただきたいのが，外来受診の日です．定期的に訪れる外来受診日は，待ち時間などで長時間束縛されることもあり，帰宅時にはヘトヘトになってしまいます．外来受診とそのしわ寄せによる仕事や家事の負担が大きい場合，たとえ頻回の受診が必要だったとしても，受診を避けるようになってしまいます．とくに外来受診の日は，食事の準備を代行するなど，できることを見つけてサポートしていただけると助かります．

　また，病気によっては治療に多額の費用がかかる場合があります．高額な薬を使えば病状の改善が期待できるのに，経済面の問題からその治療を選択できないということが，残念なことに，膠原病診療では珍しくありません．十分な情報をもとにご家族で話し合った末の結論であればやむを得ないのですが，家族に相談せずに諦めていることがあります．患者さんが辛そうにしている期間が長い場合には，お金の問題がないかを一度家族から聞いてあげるのが良いかもしれません．患者さんの話では内容が理解できなければ，遠慮なく外来に同伴して一緒に話を聞いていただきたいと思います．外来にご家族が同伴する際，できれば1～2名に留めましょう．大勢で来られると話が散逸して本論から外れやすく，診療や病状説明の効率が悪くなるからです．もちろん状況にもよるので，3名以上を希望する場合は医師にご相談ください．

これまでご家族から聞いてきたお話をもとに，患者さんへも少しだけ助言をさせてください．心身の負担が続くため，どうしてもピリピリしてしまいがちだと思います．これは仕方のないことですが，そのやり場のない思いを，ご家族に向けるのをできるだけ控えるようにしてください．たとえば，せっかくご家族が気を遣って声かけや手伝いをしてくれても，それが自分の望むものではなかった場合，たとえ本心ではありがたいと思っていても，感謝するどころか逆に冷たく当たってしまうことがあるかもしれません．心身の負担を感じているときは，よほど意識しておかないと塩対応になってしまいがちです．そうすると，ご家族は今後どのようにサポートすれば良いかがわからなくなり，何かをしてあげることに恐怖を感じるようになってしまいます．たとえうまく手助けできていなくても，まずはその気持ちを尊重しましょう．ご家族も，手探り状態での言動なのです．ひとまず感謝の意を表した上で（「ありがとう」の一言を加えるだけでも十分です），ご自身が求めるサポート方法について具体的に伝えてください．具体的な指示を出すのは気が引けるかもしれませんが，ご家族側としては，病気のこともよくわからないので，そのほうが助かると思います．ただし，指示を伝えるときの話し方にだけは気を配ってください．「やるのが当たり前」という態度で高圧的に言われると，誰でも反発してしまいます．ご家族との上手なやりとりを繰り返すことができれば，ご家族の病気への理解も深まると思います．

外来通院学Ⅳ ～発展編～

第23章 「機能性障害」を理解する

1) 知名度は低いがありふれた病気

　膠原病の診療において，機能性障害は非常にありふれた病状であるにもかかわらずあまり知られていない概念です．医学的には「機能性身体症候群」と呼ばれ，**過敏性腸症候群，機能性ディスペプシア，緊張型頭痛，筋痛性脳脊髄炎 / 慢性疲労症候群，月経困難症，月経前症候群，更年期障害，顎関節症，線維筋痛症**などといった病気を含む疾患概念です．これらの病気には，症候学的，心身医学的，治療学的な共通点が多く，併発することが多いです．上記の病気の診断に至らないような（病名のつけられないような）不定な症状を呈する場合も多く，むしろそのようなパターンのほうが多いかもしれません．**診断がつかないまま，または診断がついても病状を理解・納得できないまま体調不良が続くのは，相当な負担です**．長く患っている患者さんに本章の内容を説明すると，「初めて納得できた」と涙を流して喜ばれる患者さんもおられるほどです．

　後述するように，診断がついたとしても治療が難しい病気です．膠原病と同じで，病気を消し去るのではなく，まずはうまく付き合うことを目指します．その第一歩は，病気の正体を頭の中で思い描けるようになることです．これだけでもかなり心身の負担が軽くなります．**本章では，機能性障害の正体を，明確にイメージできるようになっていただくことを目指します**．そのため，ポリシーに反して，**難解な内容も盛り込ませていただきました**．簡略化して紹介するのは簡単ですが，この病気の場合，それでは

解決に向けてご自身で取り組んでいただくことができません．まえがきで述べたように，本書の目的は知識を提供することではなく，読者の方々の心身の負担を軽減させることです．本章の知識を必要とする方々は，この情報がご自身に必要であることも認識できていないかもしれません．そのような方々にも届けばと願って執筆しました．読者を選ぶ内容ですので，無理だと思ったら遠慮なく読み飛ばして次に進んでいただければと思います．

2）器質性障害との違い

なんらかの病気にかかった場合，通常は病気に関わる臓器の構造的な異常を伴います．肉眼あるいは顕微鏡でその臓器（病変部）を見ると，正常な組織ではなくなっていることがわかりますし，血液検査や画像検査などでもその異常を客観的に証明することができます．車の故障にたとえると，ぶつけた後のようなイメージです．このような病状を，器質性障害と呼びます．損傷の程度が強ければ，臓器の機能不全（動きや働きが悪い状態）が生じます．膠原病を含むほとんどの病気（身体疾患）は，器質性障害に区分されます．

器質性障害とは対照的に，構造上の明らかな異常がないにもかかわらず機能不全に陥る病状を機能性障害と呼びます．見た目はどうもないのに，システムエラーなどで動きが悪くなった車のようなイメージです．機能性障害と診断するためには，症状の原因となるような器質性障害の病気がないことを証明しなければなりません．ないことを証明するのは大変難しい作業です．そのため，診断の難易度が高く，医師としては診断を言い渡すときに勇気がいる病気と言えます．

3)「免疫 - ホルモン - 神経」連関とは

人体には，体の状態（各臓器の機能）を一定（健康）に保つための高度な仕組みが備わっています．主に**「免疫系」「ホルモン系」「自律神経系（神経系）」の 3 系統が，互いに連携することによって，体を良好な状態に保ってくれています**（このことを本書では**「免疫 - ホルモン - 神経」連関**と呼びます）（図 12）．「免疫 - ホルモン - 神経」連関を構成する細胞や物質は無数にあり，全容が解明されているわけでもなく，その状態を血液検査や画像検査で可視化することはできません（このことは免疫系だけを見ても同じことが言えます）．そのため，どうしてもわかりにくく感じられると思いますが，イメージとして，図 12 のような仕組みが体を守っていることをご理解いただければ十分です．

自律神経系とは，脳や脊髄から全身の臓器に伸びている交感神経と副交感神経が，それぞれアクセルとブレーキの刺激を加えることによって，臓器の働きをコントロールする仕組みを指します．神経内の電気信号を介して指令が伝わるため，反応が早く，作用が短時間で終わるのが特徴です．環境や状況に応じて交感神経と副交感神経のバランスが調整され，体が最適な状態に保たれるようになっています．

ホルモン系とは，さまざまな内分泌腺（ホルモン産生臓器）から産生される（ホルモンと総称される）各種化学物質が，その受容体がある臓器に作用し，成長，発育，代謝，生殖，水分・電解質バランス，ストレス反応などをコントロールする仕組みを指します．ホルモンは血液を介して全身に運ばれるため，自律神経系に比べると作用はゆっくりですが，その作用は長時間持続します．自律神経系を車のアクセルとブレーキにたとえると，ホルモン系はギアチェンジのようなものでしょうか．環境や状況に応じて体のモードを切り替えるようなイメージです．自律神経系とホルモン系はとくに密接に関わっており，その働きが重複する部分も多いです．

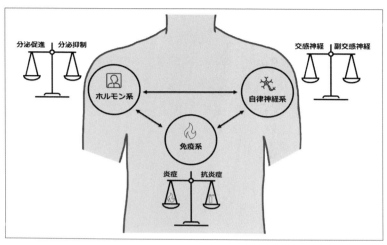

図12 「免疫 - ホルモン - 神経」連関

4）機能性障害の本質

　人体は，日常を過ごす中で，気温や気圧の変動などの環境変化や，食事，運動，ストレスなどの多くの刺激を受けていますが，「免疫 - ホルモン - 神経」連関が絶えず全身の状態を調節してくれることによって，一見何事もないかのように過ごすことができています．**外界（または体の内側）からの無数の刺激による揺さぶり対して，各臓器が好き勝手に反応してしまわないように，「免疫 - ホルモン - 神経」連関が指揮官として全身の秩序を保ってくれているのです**．「怪我をしても自然に治る」というのもこの仕組みに含まれるため，「自己治癒力」と表現されることもあります．

　機能性障害とは，「免疫 - ホルモン - 神経」連関が不調をきたすことによって全身の臓器の統制がとれなくなっている状態だと私は解釈しています．環境や状況に応じて，全身の調節が適切に行われなくなることで，さ

まざまな症状が出現します．主な原因は，ストレス，不適切な食事（現代食），睡眠不足，運動不足といった生活習慣に関連するものです．**生活習慣は，体に刺激を与える要因の最たるものであり，その質や量に問題があれば，「免疫 - ホルモン - 神経」連関の働きも乱れ，体を健康に保つことができなくなります**．中でも，**ストレスが発病に深く関わっているケースが多い**ようです．3系統それぞれの働きがさまざまな形で不全状態になることによって，各臓器の動きや働きが不自然に弱くなったり強くなったりします．3系統のうち，**免疫系の異常は器質性障害を引き起こしやすいのに対して，ホルモン系や自律神経系の異常は機能性障害を引き起こしやすい**と考えられます．

5) 機能性障害による症状

　機能性障害によって生じる症状は多彩ですが，以下の3つに整理できます．

　① 各臓器の機能異常（不適切な動き・働き）に由来する症状

　具体的には，肩こり，立ちくらみ，めまい，耳鳴り，食欲不振，胃もたれ，のどの詰まり感，下痢，便秘，顔のほてり，むくみ，手足の冷感，手のこわばり，口の乾き，動悸，発汗異常，体温異常，不眠，月経不順などが挙げられます．**臓器が必要以上に動きすぎて症状が出る**こともあれば（たとえば消化管の場合は下痢），**必要なだけ動かないために症状が出る**こともあります（たとえば消化管の場合は便秘）．**血管の動き（収縮・拡張）がおかしくなると，循環（血流）障害による症状が生じます**（たとえば顔のほてり，むくみ，手足の冷感，手のこわばりなど）．汗腺や唾液腺などの分泌腺が不調になると，発汗異常や口腔乾燥などが起きます．**各臓器の機能異常に由来する症状の多くは，自律神経系のバランス異常だと考えると理解しやすい**ため，自律神経失調症と表現されることもありますが，実

際には少なくともホルモン系のバランス異常も関与していると考えられます．

② 全身症状（主に疲労感や倦怠感）

きつさやだるさといった症状は，日常でよく経験される割にその機序はよくわかっていませんが，主にホルモン系や自律神経系の異常に由来するのではないかと考えています．

③ 関節・頭部・胸部・腹部などの痛み（痛覚変調性疼痛）

痛みは，前述の各臓器の機能異常に伴って生じる場合もありますが，ここでの痛みは「中枢神経（脳・脊髄）の機能異常」によるものを指します．通常，体のどこかで生じた痛み刺激は，電気信号として末梢神経→脊髄→脳の順に伝わりますが，痛みを感じすぎて苦しむことがないように，この流れを抑制する仕組み（下行性疼痛抑制系）が人体には備わっています．ところが，**中枢神経の機能異常があると，この「電気信号を抑える力」が低下したり，神経系が過敏になったりすることによって，本来は痛みとして感じるべき刺激・状態ではなくても，脳が強い痛みとして認識してしまいます**．痛みの感じる部位や程度はさまざまですが，重症度が高い場合，あまりの痛みで体をほとんど動かせなくなることもあります．この特殊な痛みは，医学的には**痛覚変調性疼痛と呼ばれ，機能性障害の中核的な病状**とも言われています．

この種の痛みが重症化して全身に広がり，一定の条件を満たした場合に線維筋痛症と診断されます．私は，たとえ線維筋痛症の基準を満たさなくても（痛みが局所的なものであっても），他の痛みの原因（器質性障害）が明らかではなくて痛覚変調性疼痛が疑われる場合は，広い意味での（広義の）線維筋痛症だとみなして対処するようにしています．「あなたの病気は機能性身体症候群の症状の一つである痛覚変調性疼痛です」と正確に伝えても，理解が難しいからです．そうではなく，疾患概念として確立し

ている線維筋痛症の軽症例と説明したほうが，よほど理解しやすく，その後の診療もスムーズだと感じています．

6) 中枢神経の機能異常の本質

　機能性障害の発病には遺伝的要因と環境要因の両者が関与することが予想されますが，中でも，**(心理的) ストレスが主な原因**として挙げられます．メカニズムについてはいくつかの仮説がありますが，本書では「中枢神経の機能異常」説を，私の解釈した内容で解説します．図13を見ながらお読みください．

　ストレスなどによって脳に負担がかかると，まず大脳辺縁系に機能異常が生じます．そうすると，**大脳辺縁系の支配下にある視床下部が機能不全に陥ります**．視床下部は，自律神経系とホルモン系の中枢（司令塔）として知られています．つまり，**視床下部に異常が生じることで，自律神経系とホルモン系の２系統が機能不全状態となり，機能性障害が発生するの**です．大脳辺縁系は，脳内の鎮痛システム（下行性疼痛抑制系）も支配しているため，その不調によって痛み（痛覚変調性疼痛）が生じるわけです．

　機能性障害のメカニズムの核心は大脳辺縁系の異常だと考えているため，この部分をもう少し掘り下げてみます．**大脳辺縁系は快・不快の情動を担うため，情動脳とも呼ばれます**．情動は，感情のようなものと捉えてください．厳密には異なる概念ですが，本書では快情動をポジティブな感情，負（不快）情動をネガティブな感情として扱います．恐怖や不安といった負情動は，野生時代に危険を察知して身を守るために不可欠でした．喜び，幸福，満足感といった快情動も，飲食（生命維持），生殖（種の保存），集団行動（安全）のように自然界で種として生き抜くために備わったものです．ここで重要なのが，**情動脳は快情動と負情動による二項対立のバランスの上に成り立っている**ことです．両者のバランスのとれた

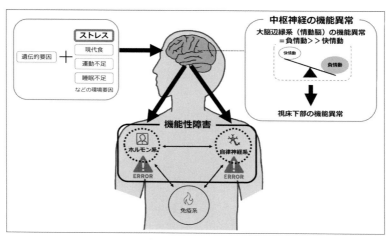

図 13　機能性障害のメカニズム

状態が理想ですが，偏った状態（負情動＞＞快情動）が続くと情動脳に異常が生じます．**現代は，負情動の要因であるストレスに溢れているため，どうしても負情動側に偏りがちです．そのため，膠原病の有無にかかわらず，機能性障害の患者さんは今後も増え続けるものと予想しています．**

7) 膠原病は「負情動＞＞快情動」の誘因になる

　膠原病では，線維筋痛症を合併しやすいことが知られています．その理由として，まず身体的ストレスが挙げられます．膠原病の患者さんは，関節炎による痛みなど，体の大きな負担を抱えることになります．**痛みは，負情動を強力に刺激して，情動脳のバランスを一気に負情動側に傾かせます．**情動脳には記憶を司る海馬が含まれているため，**「強力に」または「長期間にわたって」負情動が刺激されると，情動脳がそれを記憶してしまい，刺激がなくなった後も情動脳のバランスが戻りにくくなります．**関節リウマチなどの膠原病患者さんは，まさにこのような刺激に曝されやす

いため，どうしても負情動側に傾いてしまいます．また，膠原病は免疫系の乱れによるため，「免疫-ホルモン-神経」連関でつながっている自律神経系やホルモン系にも乱れが生じやすいという側面もあります．

　膠原病の発病に伴う心理的ストレスも，負情動の大きな要因になります． とくに，好発年齢である若年〜中高年は，学業，仕事，子育て，介護など，日常を過ごすだけでも大変な状況です．そのような最中に難病である膠原病を発病すれば，心理的ダメージは計り知れません．病状によっては，これまでに思い描いていた夢や目標，人生設計を諦めなければならないこともあります（ただし，そのようなケースは以前に比べて格段に減っており，ごく少数派です）．周囲の同世代が元気に過ごしている中で，発病によってもたらされる絶望感は大きいと思います．周囲に同じ悩みを共有できる方もなかなかおられないでしょう．その病状や治療の大変さに周囲が理解を示してくれないために悩む患者さんも多いです．さらに近年は，治療薬の高額化が進んでおり，経済的負担も大きくなっています．このような状況の一つひとつが負情動の要因となります．

　そもそも，膠原病自体の主な原因が心理的ストレスであることもあります．図13のメカニズムで自律神経系やホルモン系が乱れると，「免疫-ホルモン-神経」連関でつながっている「免疫系」のバランスが乱れることがあります．「炎症＞＞抗炎症」に偏ってしまうと，膠原病の発病に至ることもあるわけです．そのような患者さんが膠原病を発病すると，さらに負情動が巨大化します．その上，機能性障害によって生じた心身のストレスがまた，負情動を強化するという悪循環に陥ります．そうなると，たとえ薬によって膠原病の活動性が抑えられたとしても，機能性障害は悪化を続けることになります．

8）膠原病自体よりむしろ機能性障害で悩む患者さんも多い

膠原病が落ち着いているにもかかわらず，体調の良さを実感できない患者さんは意外と多いです．その主たる原因は機能性障害だと思っています．膠原病による重い病状で苦しんだ病歴がある方や，ステロイド薬を長期間使用している方に多いです．**ステロイド薬は全身に作用する強力なホルモン剤であるため，使用するとホルモン系全体を乱し，機能性障害の一因になることがあります．**

病気別に見ると，若いうちに発症し，長期間ステロイド薬を使用している全身性エリテマトーデス（SLE）の患者さんに，機能性障害が多いという印象があります．SLE の好発年齢は 15 〜 40 歳であり，発病による心理的ストレスの大きさが想像されます．10 代の場合，そもそも脳の発達が完了していないという問題もあります．その上，膠原病の中でも SLE はとくに病状が多彩で，いわば「なんでもあり」の病気です．そのため，何か症状が出たら，まず SLE の症状を疑うことになります．症状が機能性障害によるものであったとしても，それが SLE によるものではないと断言するのは難しいため，SLE の活動性は安定していると思っていても，ステロイド薬の減量を決断できず，その結果として機能性障害がいつまでも続くことがあります．また，長く使用しているステロイド薬を減量すると，一時的にホルモン系のバランスが乱れて（軽い副腎不全のような状態になり），倦怠感などの症状が出ることがあります．長くても数週間程度で体が馴染み（ホルモン系がバランスを取り戻して），症状はおさまりますが，しばらくはかなりきつい思いをするため，さらなる減量に対して消極的になってしまうこともあります．

9）膠原病患者さんの機能性障害の対処法

残念ながら，機能性障害の治療はまだ確立していません．膠原病の治療

には薬がよく効くのに対して，**機能性障害の治療に自信を持って処方できる薬は少ないのが実状です**．膠原病の治療は進化を続けている一方で，機能性障害は完全に取り残されている感があります．一部の症状に対して有効な薬はあるものの，病態の最下流に作用するものであり，必ずしも本質的な治療ではありません．機能性障害（そして第24章で紹介する慢性炎症）の対策として患者さんに心がけていただきたいことは第25章以降で解説しますが，ここでは機能性障害に立ち向かう上でぜひ知っておいていただきたいことを3つご紹介します．

　最初にすべきことは，本章をじっくり読んで，そして図13をしっかり見て，頭でイメージできるようになるまで機能性障害を理解することです．体のどこかに機能性障害による症状があるとします．そのときに，**症状がある臓器や部位に問題があるわけではなく，自律神経系やホルモン系にエラーが生じた状態**だと考えます．そのエラーの原因は，**司令塔である視床下部の機能異常**であり，さらにその原因は，**情動脳が負情動側に大きく傾いているから**と考えます．つまり，**症状を改善させるには，情動脳のバランスを取り戻さなくてはならない**のです．以上のことが，自然に考えられるようになることが治療の第一歩だと思っています．実は，これだけで病状が劇的に改善する患者さんもおられます．**症状の原因がわからず悩み続けている場合，悩むこと自体も負情動の誘引になります**．症状の正体が，何かしらの悪い病気が進行しているからではなく，脳が誤作動を起こしているだけであることを理解し，今後の過ごし方のヒントを学ぶことで将来に希望の光が差し，これにより一気に情動脳のバランスが改善することがあるのです．

　次に，**可能な限りステロイド薬の減量を目指してみましょう**．もちろんこれは，主治医が勧める場合に限ります．膠原病の経過が良好で主治医から減量の打診があるものの，過去に前述のような減量後のきつさを経験し

ているため，患者さんが減量を躊躇することがあります．減量後のきつさはあくまでも一時的なものです．とは言え，症状がひどければ日常生活にも支障が出てしまいます．過去に苦しんだことがある場合，減らす量を少なくできないかを医師に相談してみたら良いかもしれません．私は「まず週に1回だけ減らす，問題がなければ2回，3回と頻度を上げる」という手段を取ることもあります．「梅雨時期は症状が強い」など，季節性がある場合は，その時期を避けて減量します．仕事などで忙しい時期も避けたほうが良いでしょう．

　その上で，**情動脳のバランス改善を目指します**．負情動の要因や，どのようなことが快情動を刺激するかは人によって異なるため，ここは患者さんごとで考えていただく必要があります．**重要なのは，「情動脳（負情動vs快情動）のバランスを改善させる」というイメージで過ごすことです**．できるだけストレス（不安，恐怖，怒り）の原因から身を遠ざけて，喜び，幸福，満足，希望を感じられる行動や考え方を取り入れるようにします．とは言え，現実にはストレス要因から逃れるわけにはいかないという場合がほとんどでしょう．そのようなときにどう考えるべきかについては第27章で解説しますので，ぜひそちらもお読みください．

　最後に，注意点を一つ．実臨床では，機能性障害による症状だと思っていたら，実は器質性障害だったということがあります．これにはさまざまなパターンがありますが，時間の経過とともに，それまで影を潜めていた器質性障害が姿を現すということがあります．たとえ精査して機能性障害の診断に至ったのだとしても，**症状が続く場合や悪化する場合は，時々検査などで他の病気が発生していないかをチェックする（ように主治医に打診する）**のが良いでしょう．

第24章 「慢性炎症」という考え方を取り入れる

1）慢性炎症とは

　慢性炎症は，不要な免疫・炎症反応が慢性的に体内で持続する状態を指します．**病態の根底に慢性炎症が大なり小なり関わる病気を一括りにして捉えるという，病気のカテゴリーの枠組みを超えた考え方です．膠原病を含む自己免疫疾患や自己炎症性疾患は，いわば「強力な」慢性炎症による病気**であり，まさに「ザ・慢性炎症」と言えるカテゴリーですが，これら以外にも，**糖尿病，脂質異常症，脳梗塞，心筋梗塞，肥満，がん，認知症といったありふれた慢性疾患の病態にも「微弱な」慢性炎症が関わる**ことがわかっており，さらには老化現象までも慢性炎症の範疇に含まれています（図14）．いわゆる免疫疾患（自己免疫疾患，自己炎症性疾患，アレルギー性疾患）を除けば，炎症はごく微弱なもの（顕微鏡レベル）であり，その病状からは病態に炎症が関わっていることはわかりません．

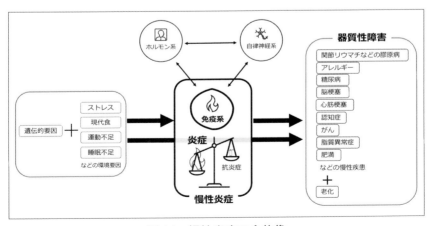

図14　慢性炎症の全体像

2）慢性炎症の原因

慢性炎症の原因として重要視されているのが，日々の生活習慣（食事，運動，睡眠，ストレスなど）です．遺伝的な要因も原因として関与しますが，それ以上に環境要因，中でも生活習慣が深く関わります．いわゆる生活習慣病も，慢性炎症の範疇に含まれます．さまざまな要因が体内で影響し合う中で慢性炎症が形成され，結果としてさまざまな病気（器質性障害）を発症します（図14）．**病気は異なっても，原因となる環境要因は実はどれも似たようなものなのです**（第23章で解説した**機能性障害も同様**です）．慢性炎症が発生した後にどの病気に進展するかについては，環境要因の質や量，組み合わせにもよりますが，遺伝的要因の関与も大きいのではと考えています．慢性炎症が関わる病気はいずれも，経済的に発展した国々で有病率が高いことからも，**現代ならではの生活習慣やその背景にある生活環境が与える影響の大きさ**が感じられます．

3）膠原病診療で慢性炎症の考え方を取り入れる意義

膠原病診療において慢性炎症の考え方を取り入れるべきだと考える理由は，他の病気と同様に，**膠原病治療でも生活習慣の改善（原因へのアプローチ）が役に立つ**と思うからです．現行の標準治療である薬物療法は優秀ですが，**その作用点が病態の下流（結果側）である（根治治療ではない）という問題があります**．今のままでは，治療目標を「完治する（治療をやめても再燃しない）」に設定することは難しいかもしれません．**膠原病治療を完成形に近づけるためには，病態の上流（原因側）にも同時に目を向ける必要があります**．慢性炎症の考え方に則(のっと)って，**原因として想定される環境要因に対処することができれば，膠原病病態である異常な免疫反応を根本的に鎮められる可能性があります**．たとえ完治に至らなくても，活動性のベースラインを下げることで治療効率が上がることが期待さ

れます.

　膠原病治療における生活習慣改善の重要性は以前から指摘されていますが，さほど効果が実感できないこともあり，薬物療法の発展とともにその影が薄くなっています．たしかに，膠原病の状態が悪ければ，いくら患者さんが頑張って生活習慣を改善させても，まったく役に立ちません．膠原病の免疫異常にスイッチが入り，その勢いが増してしまうと，たとえ原因が途絶えたとしても炎症はおさまってくれないからです．優れた膠原病治療薬が登場する前の時代では，生活習慣改善の効果はごく限定的なものだったと思われます．しかし，今は状況が異なります．**薬物療法によって膠原病をうまくコントロールできるようになった今だからこそ，原因へのアプローチの重要性が高まっているのではないでしょうか．**

4）個人の生活習慣ではなく周囲の生活環境が原因

　ここで注意していただきたいのが，患者さんの生活習慣が悪いから膠原病を発病したという意味ではないことです．現代の生活環境の中で無防備で過ごしていると，たとえ明らかな悪習慣がなかったとしても，いつの間にか免疫系がかき乱されてしまうものなのです．**断じて，患者さんを理不尽に責めるようなことがあってはなりません．**このことは，膠原病以外の病気にも当てはまります（機能性障害も同様です）．たとえば，高血圧症や糖尿病のようないわゆる生活習慣病であっても，「なぜ私が？」「塩分や甘いものはそれほど摂らないのに」「体重もきちんと管理しているのに」と感じる方が意外に多いのです．**残念ながら現代は，慢性炎症や機能性障害から身を遠ざけながら生き抜くためには，それなりの知識を身につけておく必要がある時代なのです．**

5) 発想の転換　〜一病息災を目指す〜

　膠原病を発病すると，病気自体の苦しみに加えて，「ずっと病気と付き合わなければならない」などと説明を受けるため，絶望を感じてしまうかもしれません．その絶望感がまた心理的ストレスとなり，慢性炎症や機能性障害の原因に加わるという悪循環に陥ることもあります．膠原病の発病自体が新たなストレスになるのは，二次災害のようなものです．発病はやむを得ないとしても，二次災害はきちんと対処すれば防げます．そのための考え方を紹介します．

　膠原病の発病を，「体が発するサイン」だと考えてみましょう．体中で免疫系が暴れまわるのは，「今の過ごし方のままでは良くないよ」という体からの警告だと解釈するのです．優れた治療（薬）のおかげで病気の勢いは抑え込めますが，だからといってその声を無視するのではなく，治療前の辛さを忘れないようにして，少しずつでも生活習慣の改善に向けて取り組むのです．そうすることで，**いずれは膠原病を完治させ，ひいては慢性炎症による多くの病気を予防して健康長寿を成し遂げるのです**．将来，「あのとき膠原病になったおかげで今の健康な心と体がある」と思えるような過ごし方を目指してみましょう．**「一病息災」は，病気もなく健康な人よりも，一つぐらい持病があるほうが健康に気を配り，かえって長生きするという考え方**ですが，まさにその状態を目指すのです．冷たい言い方かもしれませんが，発病したことを悲観しても得るものはありません．それどころか，病状を悪化させてしまいます．ご自身の責任で発病したわけではない（原因は現代の生活環境です）ので，後悔すべき点もありません．膠原病の発病を，**ピンチではなくチャンスだと捉えていただけるような膠原病医療**を目指したいと私は考えています．

6) 膠原病患者さんのメリット

　補足として，膠原病の発病をプラスに捉えるための考え方をもう一つ提案します．膠原病内科の先生方を客観的に観察すると，普段から全身疾患である膠原病の多彩な病状に対処しているため，診断力や対応力に長けており，知識も豊富で，体の異変への嗅覚も鋭いように感じます．そして，優しい先生が多いです．難病の診療を生涯の仕事として自ら選んだ方々ですので，それも当然かもしれません．膠原病を発病したら，そのような先生方に定期的に健康相談ができる特権を得たと考えてみるのはいかがでしょうか．

第25章　原因にアプローチする　〜総論編〜

　膠原病（を含む慢性炎症）や機能性障害の原因である環境要因には，大気汚染などのような「避けようのないもの」も含まれますが，喫煙，ストレス，現代食，睡眠不足，運動不足のような「避けられるもの」も含まれます．これらの生活習慣の一つひとつが，原因としてどの程度の影響を与えているかは人それぞれです．何か一つだけが悪さをしていることは稀であり，さまざまな要因が積み重なって発病に至るものと考えます．残念ながら患者さんごとに何が原因かを突き止めて，それに対して効率良くアプローチすることはできないため，**原因として考えられるものすべてにアプローチする**しかありません．喫煙や大量の飲酒のような明らかな悪習慣を控えるのはもちろんですが，**食事，睡眠，運動，ストレス管理のような日常生活に関わるすべての習慣について知識を備えておき，それぞれにおいて理想型を目指す姿勢が必要です**．逆に言えば，何か一つの習慣だけに必死に取り組んだとしても，期待するほどの効果は得られない可能性が高いでしょう．

　野球にたとえてみます．試合に負けたとき，明らかに誰かの責任と言えることは少ないでしょう．試合に出た9人の選手それぞれに少しずつ原因があるはずです．それどころか，監督やコーチ，場合によっては試合に出ていないチームメイトや応援者も何かしらの形で関わっています．その悔しさをバネにして，選手の一人だけが猛特訓してスキルアップしたとしても，次戦で勝てるとは限りません．確実に勝率を上げるには，出場選手はもちろん，チームに関わるすべての人たちが少しずつでも改善に取り組む必要があります．**ここで重要なのは，無理に完璧を目指さないことです**．選手全員が最高の選手になれるようにと限界に迫るような厳しい練習を課してしまうと，まずうまくいかないでしょう．選手に見合った質と量の練

習によって成長を目指すべきです．**生活習慣改善も，人それぞれに得手不得手があります．「すべてに取り組むなんて無理」と考えるのではなく，「できるところから，できる範囲で取り組めば良い」と考えて，少しずつでも改善できるように努めることにしましょう．生活習慣改善しなければという気持ちがストレスにならない程度の，ゆるい気持ちで取り組んでいただきたいと思います．**

　どのような生活習慣を送れば良いのかについて解説したかったのですが（その必要はなく皆さんご存じかもしれませんが・・・），紙面の都合で叶いませんでした．患者さん向けではなく一般向けの書籍としていずれ発表するつもりですが，本書では食事（第26章）とストレス（第27章）について，触れてみたいと思います．

第 26 章　原因にアプローチする　〜食事編〜

1）腸がなぜ大事なのか

　体は食事によって作られているため，病気になる場合は常に食事も原因の一つとして考えられます．膠原病を含む慢性炎症や，機能性障害でも同じことが言えます．そのため，本書の読者の方々にとって「適切な食事」の知識は欠かせませんが，気をつけるべきことは山ほどあります．すべてをここで語ることはできないため，そのうちの一つの考え方だけを紹介します．

　食事療法を語る上ではいくつかの切り口があります．「栄養素」「食材」「全体のバランス」「病気別」などに基づく切り口がありますが，ここでは**「腸内環境を良好に保つ」という切り口で解説します．**腸とは消化管のことであり，口，食道，胃，小腸，大腸，肛門を指します．腸の役割としては「消化と吸収」が有名ですが，他にも重要なものとして「免疫系・自律神経系・ホルモン系との連携」があります．

　腸には，体内の免疫細胞の約 70％が存在しています．「内なる外」である腸には，毎日大量の食物や飲み物が通過するため，そこからさまざまな微生物や異物が体内に侵入する恐れがあります．これに対処するために，腸には強力な免疫システムを備えておく必要があるのです．また，腸には独自の神経系である「腸管神経系」が備わっています．自律神経の一種である腸管神経系は，なんと脊髄の 5 倍である約 5 億個の神経細胞で構成されています．脳や脊髄から独立して腸の働きを調節できる一方で，脳と密に連絡を取り合っていることから「第二の脳」とも呼ばれます．副交感神経である迷走神経などを介した腸と脳のつながりのことは「脳腸相関」と呼ばれ，「脳から腸へ」と「腸から脳へ」の相方向の経路があります．そして，腸はホルモン産生臓器の一つでもあるため，ホルモン系にも深く関

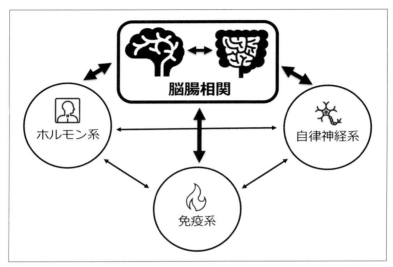

図 15　脳腸相関と免疫系・自律神経系・ホルモン系との連携

与します．つまり，**腸は免疫系・自律神経系・ホルモン系のそれぞれに大きな影響を与える臓器**だと言えます（図 15）．

2）健康のためには腸内細菌の多様性が欠かせない

　腸を語る上で欠かせないのが，腸内細菌です．私たちの体は 37 兆個の細胞で構成されていますが，腸内細菌の数はそれ以上とされています．詳細は割愛しますが，「消化と吸収」にしても「免疫系・自律神経系・ホルモン系との連携」にしても，**腸内細菌の助けがなければ腸は健全に機能しません**．健康に与える影響の大きさから，腸内細菌を「新たに発見された臓器」とみなす考え方もあります．細菌と聞くと病気の原因（病原性があるもの）という悪いイメージが強いかもしれませんが，実はそれはごく一部で，ほとんどの細菌は無害であるか，むしろ私たちの健康維持に役立つことがわかっています．

腸内細菌が健全に働くために欠かせないのが，できるだけ多くの種類の腸内細菌がバランス良く存在することです．つまり，「腸内環境を良好に保つ＝腸内細菌の多様性を保つ」と言えます．腸内細菌は宿主である人間と協力し合うのと同時に，菌同士も助け合って共生しています．**多様性が低下してそのバランスが乱れると，腸内細菌全体としての機能が落ちてしまい，人間を助ける力も弱くなります．**この状態をディスバイオシスと呼びます．ディスバイオシスは，膠原病領域では関節リウマチの原因の一つとして有名ですが，それ以外にも多くの慢性炎症が関わる病気や機能性障害の原因としても知られています．

3）腸内細菌を育む方法
　腸内細菌は，人間を助けるためにボランティアで腸内に住み着いているわけではありません．細菌にとって，腸内が快適な環境であるだけです．逆に言えば，快適でない環境では腸内からいなくなってしまいます．快適かそうでないかを決定する要因にはいくつかありますが，やはり食事が最も影響が大きいと考えられます．
　腸内細菌は，私たちが食べているものを食べています．腸内に多くの種類のペットを飼っていることをイメージしてみてください．ペットを飼えばわかりますが，たとえ同じ動物でも，それぞれのペットには好みのエサがあります．腸内には1000種類以上の細菌が住み着いています．**多種多様な細菌を腸内で育むためには，多種多様なエサ（食品）を十分に与え続けなければなりません．**魚，魚介類，肉，卵などの動物性食品も大事ですが，とくに重要なのが植物性の食品です．**全粒の穀物，野菜，果物，豆類，ナッツ類などは腸内細菌の大好物ですので，積極的に摂取したいところです．**ただし，注意が必要なのが，**たとえ良質でも偏った食事では腸内細菌の多様性が低下してしまう**という点です．好みのエサにありつけない

細菌がいなくなるからです．**四季折々の旬の食材を中心に，できるだけ多くの種類の食材を積極的に摂るよう心がけましょう．**

　腸内細菌を育むという観点から見ると，好ましくない食材の代表格は**加工食品です．**加工食品は，嗜好性，保存性，簡便性（調理の短縮化）を高めるために食材になんらかの加工を施しています．これにより，多忙な現代人の食生活が支えられている面もありますが，腸内細菌にとっては好ましくありません．腸内細菌のエサになるのは，食材の中の「腸で消化・吸収されにくい部分（食物繊維など）」ですが，食品加工においてこの部分は取り除かれることが多いのです．そのため，**加工食品はほとんどが小腸で吸収されてしまい，腸内細菌の大半が住み着いている大腸にまでエサが届きません．**また，加工食品は保存性が高い（腐りにくい）のが利点の一つですが，これは細菌が生存する上では好ましくない成分が含まれていることを意味します．加工食品にはさまざまな種類があるため一概には言えませんが，**腸内細菌の多様性を守るためにはできるだけ加工されていない自然な食品を選ぶのが良いでしょう．**食事のことを考えるときには量（カロリー）に気が向きがちですが，まずは質を意識するべきです．

　食事以外の生活習慣も腸内細菌に影響を与えます．運動不足，睡眠不足，肥満，ストレス，喫煙，大量の飲酒，不規則な食事や間食（空腹時間の欠如），人工甘味料，薬（とくに抗菌薬）などは，腸内細菌の多様性を低下させるものとして知られているので，注意が必要です．

第27章　原因にアプローチする　〜ストレス編〜

1) 情動脳のバランスを改善させるイメージで過ごす

　機能性障害に対処する上で，**「情動脳（負情動 vs 快情動）のバランスを改善させる」というイメージで過ごすことが重要**であることを第23章9)で説明しました．機能性障害の主たる原因は（心理的）ストレスだという前提での内容ですので，ストレス管理においてもまったく同様のことが言えます．そこで本章は，どのようにすれば患者さんが自力で情動脳のバランスを改善させられるかについて，私の考えを紹介します．

2) 快情動を刺激する

　情動脳のバランスを改善させる手段として，積極的に快情動を刺激する方法について説明します．図16（右上）のように，快情動側に一つでも多くの（快情動の）要因を積み上げるイメージです．

　まず，自分の快情動を刺激できそうな，つまり趣味などの気分が上がる行動を，あらかじめリストアップしておきます．体に悪いこと，人に迷惑をかけること，ルールや倫理に反することでなければ，なんでも良いです．たとえば，本を読む，映画を見る，ブラックコーヒーを飲む，早朝散歩する，好きな音楽を聴く，買い物に行く，お風呂につかる，サウナに行く，自然に触れる，美術館に行く，外食する，気の許せる友人と語らう，マッサージに行く，深呼吸をする，オーディオブックを聴く，スポーツをする，筋トレをする，たっぷり寝る，旅行する，などでしょうか．私の場合，子どもたちに肩を揉んでもらうことや，帰宅すること（我が家のトイプードルが飛びついてくるのが嬉しいので…）などがリストに加わります．質より量です．一つでも多くの行動を挙げておきましょう．ストレスで情動脳が負情動に傾いているときは，気晴らしに何をすれば良いかすら

も考えることが面倒に感じるものです．充実したリストが完成していたら，そのようなときでも行動を起こしやすいはずです．大きなストレスがかかったときにはとっておきの気晴らしを，小さなストレスのときにはちょっとした気晴らしを選びます．**ストレスを感じるたびに，状況に合った気晴らしをリストから選んで実行してみましょう．**

　ただし，上記のような行動によって得られる快情動は，あくまでも刹那的なものです．情動脳のバランス改善に役立つものの，天秤の快情動側に積み上げられる要因の一つひとつは小さなものであり，持続性もありません．**快情動の要因として，大きくて，持続性のあるものの共通点は何かと言えば，希望や期待感です**．そのことを踏まえ，上記の行動の有効性を高める手段があります．何も考えずに行動するのではなく，**「今まさに快情動が刺激されているぞ」とイメージしながら行動する**のです．たったそれだけで，快情動側に加わる要因は大きくなり，持続性が高まります．なぜなら，本人の自覚の有無にかかわらず，「情動脳がバランスを取り戻しつつある，これによっていずれ健康度が上がるはず」といった将来への希望や期待を，脳が勝手に感じてくれるようになるからです．いわゆるプラセボ効果と呼ばれるものですが，その効果は決して侮れないため，ぜひ活用しましょう．

　もう一つ，お勧めしたいのが「主治医を信頼する」ことです．相性の問題などで，必ずしも簡単なことではありませんが，あえて選択肢の一つとして提案させてください．主治医に心からの信頼を寄せることができれば，たとえ体調不良が続いていたとしても，少なくとも今よりは，将来に希望が見出せるようになるはずです．また，医師も人間ですので，信頼していただけていると感じるだけでも力がみなぎってくるものです．つまり，**主治医を信じるだけで，快情動が刺激され，場合によっては医師のパフォーマンスが上がることがある**わけです．無理のない範囲で試してみて

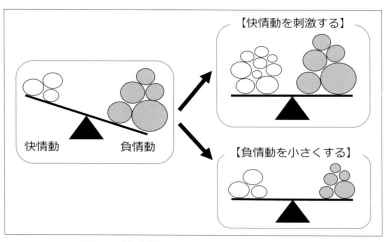

図16 情動脳のバランスを改善する方法

はいかがでしょうか．もちろん医師は，患者さんから信頼していただくに足る，あらゆる方面での努力をしなければならないのは言うまでもありません（自戒を込めて…）．

3) 負情動を小さくする　〜認知の歪みを自覚する〜

　快情動の要因を積み上げることは，バランスの改善に有効ですが，やはり負情動側の総量が少しでも軽くならない限り，本質的には救われた実感を得ることは難しいかもしれません．負情動の要因を減らす，つまりストレス要因から距離を取って社会生活を送るのが理想ですが，現実にはそれができないから困るわけです．負情動の要因の数を減らすことが難しい場合，一つひとつを小さくすることを目指します（図16右下）．私の考える方法の一つを紹介しますが，難しく感じられるようでしたら無理はなさらないでください．

① 認知の歪みとは

同じ出来事が起きたときに，ストレスを感じる人と感じない人がいます．**ストレスを感じにくい人になれれば，ストレス要因となる出来事や状況が変わらなくても，その影響は小さくなるはずです．** ストレスを感じる人と感じない人の違いは，「認知の歪み」の有無です．ストレスを感じやすい人には認知の歪みがあります．つまり，たとえ今はストレスを感じやすいとしても，**認知の歪みをなくすことができればストレスを感じにくくなります．** この考え方は，認知行動療法の理論をベースにしています．**認知行動療法は，世界的に心理療法の中心的存在であり，膠原病や機能性障害においても，その有用性が確認されています．** 難解かもしれませんが，ご理解いただければストレスによる負担を減らせるかもしれませんので，ぜひお付き合いください．

出来事や状況に対して，頭の中に浮かぶ考えやイメージのことを「認知」と呼びます（図17）．認知は，物事の捉え方とも言えます．認知を介して，個人の「気分・感情」「身体反応（主に自律神経系やホルモン系の反応）」「行動」が決定されます．そして，その行動によって環境（出来事や状況）が変わるという循環があります．**認知は，周囲の環境と私たち個人の間にあるフィルターのようなもの**だと解釈できます．このフィルターは人によって異なるため，同じ出来事に対しても，ポジティブ，ネガティブ，ニュートラルな感情を抱くことがあるのです．**認知の違いは最終的に行動の違いにもつながるため，認知は人生をも左右するものと言えるでしょう．**

認知は「自動思考＋スキーマ」で構成されています（図17）．場面ごとで瞬間的に浮かぶ思考を自動思考と呼び，より深いところで自動思考に影響を与える強い思い込みをスキーマと呼びます．自動思考は場面ごとの考え方であるのに対して，スキーマはあらゆる場面に共通する考え方です．

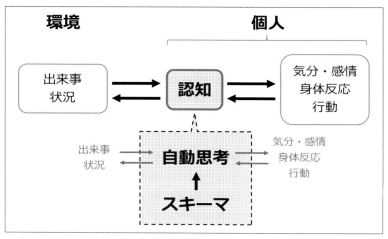

図 17 認知行動療法の考え方

自動思考に基づいて行動することによって，さらにそのスキーマは強固なものになります．この認知に著しい偏りがあり，あらゆる物事に対してネガティブな感情ばかりが浮かぶ，つまりストレスを感じやすい状態のことを「認知の歪みがある」と言います．スキーマは人生の早い時期の経験によって形成されるものであり，これを書き換えるには知識と技術（そして時に専門家の助け）が必要です．まずは比較的修正しやすいとされる自動思考の修正を目指しましょう．

② 思考のクセを自覚する

認知の歪みがある場合の自動思考にはパターンがあり，これを「思考のクセ」と呼びます（表9）．ストレスを感じやすい方には，これらの思考のクセが，おそらく複数あると思います（私にも複数あります…）．**頭に浮かぶ考え方が，「認知の歪みが作り出す幻であり，健全なものではない」ことに気づくことが，自動思考を修正するための第一歩です．**自動思考は無意識に起こるものなので，意識的に揺さぶりをかけないと，それが

幻だと気づくことはできません．逆に，思考のクセに気づくことができれば，そのクセの強さを適度に弱められるようになります．**ネガティブな思考にとらわれているときに，それが本当に正しい考えなのかをさまざまな角度から見直してみましょう．**自問自答によって自動思考に揺さぶりをかけることによって，「違うかもしれない」と客観視できるようになります．この客観視の作業に際して，（日記を書くようなイメージで）ノートに書き出すのが有効です．「状況・出来事」と，それに対して抱いたネガティブな「感情」，そして，それによってどのような「行動」を選択したかを，図17の流れをイメージしながらそれぞれ書き出します．その上で，自分にどのような思考のクセがあるのかを表9を参考に確認します．そして最後に，その「状況・出来事」をどのように捉えるべきかを考えて，それも書き出してみます．この作業を繰り返すことで，徐々に柔軟性のある思考ができるようになります．つまり，「ストレスを感じやすいフィルター」を「ストレスを感じにくいフィルター」に取り替えることができるようになるわけです．そうなれば，ストレス要因である状況・出来事は同じでも，それによって生じる負情動は小さくなるので，結果として「負情動 vs 快情動」のバランスが改善することになります．

　以上の解説は総論的なものに留まるため，本書の知識だけで実践するのは難しいかもしれません．認知行動療法の一般向けの書籍は多数あるので，ご興味を持たれた場合はぜひご自身で学んでみることをお勧めします．

4）負情動を小さくする　～首尾一貫感覚を鍛える～
①　認知を強化する首尾一貫感覚とは

　ここでは「首尾一貫感覚」の考え方を通じて，「膠原病の発病によって認知の歪みが生じる理由」と「膠原病との適切な付き合い方を学ぶことで認知の歪みを改善できる」ことを解説します．

表9 代表的な思考のクセ

思考のクセ	説明
白黒思考（全か無か思考）	物事をすべて極端に捉え，中間の考え方ができない．
一般化のしすぎ	一度の経験をすべてに当てはめる．
心のフィルター	ネガティブな部分だけに焦点を当てる．
マイナス化思考	何でもないこともネガティブに意味づける．
結論の飛躍	根拠もなくネガティブな結論を出す．
拡大解釈・過小評価	小さな問題を大きく考え，良い出来事を小さく考える．
感情的決めつけ	感情を現実の証拠と見なしてしまう．
すべき思考	「〜すべき」「〜でなければならない」という考え方に固執する．
レッテル貼り	人の価値を，特定の性質や行為だけで決めつける．
自己関連づけ	自分が関与していない出来事を自分のせいにする．

　首尾一貫感覚は，「ストレス対処力」や「困難を乗り越える力」とも呼ばれ，「目の前の出来事に左右されず，過去や未来も含めた広い視野で物事を捉え，自分なりに意味を見出す力」だと解釈しています．**首尾一貫感覚が高い人は，心身の健康度が高く，人生の幸福度も高いことが知られています．**また，**首尾一貫感覚が高い人は「良質な認知フィルターを有しているため，物事の捉え方がポジティブな人」**であり，**首尾一貫感覚が高くない人は「認知の歪みがあるため，あらゆる物事をネガティブに捉えてしまう人」**と言えます．そのため，「首尾一貫感覚を鍛える」という視点も，負情動を小さくする上で役に立つはずです．

首尾一貫感覚は,「把握可能感(わかる感)」「処理可能感(できる感)」「有意味感(やりがい感)」の3つの要素で構成されています．把握可能感は「自分が今いる状況や，これから起こることを理解して予測できると感じること」，処理可能感は「どのような困難な状況に直面してもそれを乗り越えるための力や支援が自分にはあると感じること」，有意味感は「自分がやっていることや経験していることに，どのようなものであっても意味や価値があると感じること」です．これらの感覚が損なわれると首尾一貫感覚は弱くなりますが，逆に**それぞれの感覚を強化できれば首尾一貫感覚は高まります．**

② 膠原病は首尾一貫感覚を弱くする

膠原病を発症することによって強いられる心理的負担は大きく，負情動の要因になることを第23章7）で解説しましたが，膠原病を発病してから知識不足のまま過ごすと，首尾一貫感覚を構成する3つの感覚も損なわれてしまいます．

いわゆる生活習慣病のようなありふれた病気と違って，膠原病は一般の方には聞き馴染みもなく，たとえ外来で説明を受けたとしてもなかなか理解しにくいことでしょう．「病気のことがよくわからない」「先行きが見えない」ことによって将来への不安を感じるようになれば，「把握可能感」が損なわれます．また，「膠原病は完治しないので長く薬物療法を続けなければならない」「自助努力で克服できる病気ではない」と捉えることで「処理可能感」が損なわれます．そして，「なぜ自分が貧乏くじを引かなければならないのか」「人生が台無しになった」「夢も希望もなくなった」と感じて生きる意味を見失ってしまうと，「有意味感」が損なわれてしまいます．このようにして首尾一貫感覚が著しく弱ることによって認知の歪みが生じ，負情動を巨大化してしまうわけです（図18）．

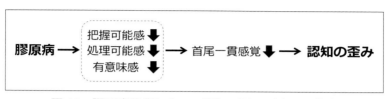

図 18　膠原病発病によって認知の歪みが生じる機序

③　膠原病を通じて首尾一貫感覚を強くする

　私は，膠原病のことを本書でしっかり学ぶことで，**首尾一貫感覚が弱くなるのを防げる**と思っています．それどころか**膠原病と上手に付き合うことで首尾一貫感覚を強化できる**と信じています．

　まず，**膠原病治療の全体像を理解した上で，自分が今どの段階にいるのかを把握**します．図4（第7章）もしくは図5（第8章）を参考にして，自分の病気の「現在地」と「今後の予想・期待される経過」をイメージできるようになれば，把握可能感を高められます．また，第24章3) で解説した，「**生活習慣の改善（環境要因へのアプローチ）が治療に役立つ**」**という考え方**を取り入れていただければ，処理可能感が高まります．そして，「**膠原病の発病をきっかけにして一病息災を目指そう」という考え方**（第24章5)）にまで到達できれば，有意味感も高められるでしょう．有意味感は，首尾一貫感覚の構成要素の中でも重要視されているため，これを高めることができれば大きな効果が期待できます．このようにして首尾一貫感覚を高めることによって，認知の歪みを解消できる可能性があります．そして，「難病である膠原病をもポジティブに捉えられるようになったこと」自体も自信になり，よりストレスを感じにくい，強いマインドを養うことができるでしょう．

あとがき

　私が目指すのは，①背が高くて，②視力が良くて，③足腰が強くて，④体が柔軟な医師です．もちろん，これは比喩表現です．「①背が高い」は，遠くを見通せる目線の高さがあるという意味であり，**10年，20年先を見据えた（長期的視点で）診療ができる能力**を指します．「②視力が良い」は，高い解像度で状況を見定めるという意味であり，**十分な知識を備えて正しく判断する能力**を指します．「③足腰が強い」は，必要に応じて目線の高さを変えるためにしゃがんだり立ったりを繰り返すことができることを意味し，長期的だけでなく**短期的視点も重視できる能力**を指します．「④体が柔軟」とは，同じ方向ばかりを見るのではなく，どの方向にも視線を切り替えられることを意味し，**偏った考え方をしない（さまざまな角度から物事を考える・既存の考え方にとらわれない）能力**を指します．イラストで表現しづらかったので文章で説明してみましたが，イメージは伝わりますでしょうか．

　理想の医師像に近づくために，私は開業医の道を歩むことを決めました．ちょうど本書の出版と同時期に，開業初日を迎えている予定です．拙著「Dr. 前島の膠原病論」（中外医学社，2022）の謝辞で詳しく述べたのでここでは割愛しますが，これまでの医師人生は本当に恵まれたものであり，おかげで多くの学びを得ることができました．そのため，上記の②〜④については，発展途上ではありますが，医師としての経験に応じて順調に鍛えられてきた実感があります．しかし，同じ場所に長く留まることなく（1〜4年ごとに）学びの場を変えてきたために，**自分が診させていただいた患者さん方の長期的な経過がどうなっているのかがわからない**とい

う心残りが常にありました．仮説を立てて実践しても，その結果がフィードバックされなければ，その考え方や方法が適切だったのかがわかりません．開業医として診療の場を固定できれば，（私が元気であり続けられれば）今後20年間は同じ患者さん方とともに人生を歩むことができます．ようやく①の能力が本格的に鍛えられるのと同時に，より多くの患者さんのお役に立つための足場が整えられることを，大変嬉しく思っています．

そして，**長期的視点で診療する上で私にとって欠かせない考え方が，今回発展編として追加した内容**です．長期的に見て良いことは，短期的には困難や挑戦を伴うことが多いものです．実践のハードルは高いものの，「ピンチではなくチャンスだと捉えていただける膠原病医療」の構築を目指し，残り半分になった医師人生を全うしたいと考えています．

最後に，初版に続き推薦文を執筆してくださった織部元廣先生には，伝統あるクリニックの承継開業という貴重な機会をいただき，心より感謝申し上げます．この場を借りて，先生のご支援とご指導に，あらためて深く御礼申し上げます．そして，私の仕事を支え続けてくれる妻や3人の子どもたちにも感謝しています．長期的視点を重視するようになったのは，家族を持ったからという側面もあると思います．いつもありがとう．

2024年10月　　　　　　　　　　　　　　　　　　　　　　　**前島圭佑**

リウマチ・膠原病になったら最初に読む本―外来通院学 2.0―

発　　行	2024 年 10 月 25 日　初版第 1 刷発行	
著　　者	前島圭佑	
発行人	渡部新太郎	
発行所	株式会社日本医学出版	
	〒 113-0033　東京都文京区本郷 3-18-11　TYビル 5F	
電　　話	03-5800-2350　FAX　03-5800-2351	
印刷所	モリモト印刷株式会社	

©Keisuke Maeshima, 2024　　　　　　　　　　　　　　Printed in Japan
ISBN978-4-86577-078-0
乱丁・落丁の場合はおとりかえいたします。

本書の複製権・翻訳権・上映権・譲渡権・公衆送信権（送信可能化権を含む）は，㈱日本医学出版が保有します．
|JCOPY|＜(社)出版者著作権管理機構　委託出版物＞
本書の無断複写は著作権法上での例外を除き禁じられています．複写される場合は，そのつど事前に，(社)出版者著作権管理機構（電話 03-5244-5088, FAX 03-5244-5089．e-mail: info@jcopy.or.jp）の許諾を得てください．